# 海外館藏中醫古籍珍善本輯存（第一編）

第五十册

劉金柱　羅　彬　主編

一本堂行餘醫言（四）

廣陵書社

# 臨證綜合類（婦科、兒科）

# 一本堂行餘醫言（四）

卷十一—十四

〔日〕香川修德 著 五條橋通堺町（京都）丁子屋定七 天明八年刻本

# 一本堂行餘醫言卷之十一

香川修德太冲父 著

## 傷食 附 宿食

傷食者爲食物所傷害也夫人平常節愼食物不敢過飽則朝饔暮飧納輸胃中潤養全身莫切要於此焉莫貴專於此焉苟其恣食婪餟鮓膾肉果生冷硬靭難速化熟之物則胃中元氣被食物壓犯不能出力剋消斡旋發越而爭抗對當相搏爲痛此由食滯于胃中爲痛苦者也甚則

煩躁悶亂困苦萬狀。其證頭痛。目眩。惡心。煩悶。心中温温兀兀。有欲吐意。乾嘔。噫。醋臭。餲卵臭。宿腐氣。心胸痛。腹壯痛。惡寒。冷汗。四肢厥冷。脉濇。面脫色是也。而食固死物。元氣固活物。元氣竟不容食物之停滯。乃遂發轉上逆吐出也。此胃氣之稍强者也。若胃元不强則不能自轉吐。必待探吐。或得灸藥之助援。而後上發嘔出。及已吐也大渴發熱。或瀉下數行。而後腹痛漸止。向安。若胃氣弱則竟爲紫物所壅迫。以至危篤。或其吐若亦非盡吐去。所有其[illegible]

則半化半熟而下轉走腸以為瀉下或大瀉一二行或瀉數十行間有止吐而不瀉者此以滯物在上未久故也又有不吐而止瀉而已者又有雖非飽食過啖而適喫寒水清瓜冷麪水果生硬難化之物停滯胃中胃元不健相搏對當為痛竟成半化半熟下轉走腸止為瀉下而不吐者已瀉下則痛止大凡傷食不吐不瀉者腹痛尤劇極為惡候若已吐瀉者多是痊愈若已吐瀉而猶有腹痛嘔噦不止四肢厥冷冷汗脉絶內虛疲極遂至不起者又有已

吐且瀉腹中滯物已盡而痛未止者其痛在中脘以上則多癥在中脘以下則多疝俱是癥疝之痛而非滯物之所為須審視熟察以施治法以其上吐下瀉心腹痛苦揮霍惱亂古昔稱為霍亂霍亂即是傷食腹痛吐瀉煩躁之形容耳非傷食之外別有霍亂病也知是意者唯孫思邈成無已歟恨其不直謂霍亂即傷食也惜哉

千金方云原霍亂之為病也皆因飲食非關鬼神夫飽食肫膾復飡乳酪海陸百品無所不噉眠臥冷席

寒漿胃中諸食結而不消陰陽乖隔變成吐利頭痛作破百節似解遍諸體筋皆為回轉論證雖小卒病之中最為可畏又云大凡霍亂皆中食膾酪及飽食雜物過度不能自裁夜臥失覆不善將息所致隕命者衆又云凡霍亂務在溫和將息若冷即遍體轉筋凡此病定一日不食為佳

明理論云傷寒吐利者邪氣所傷霍亂吐利者飲食所傷也

按唐僧義淨南海寄歸傳云凡四大之有病生者咸從多食而起或由勞力而發或夜餐未消平旦便餐或旦食不消午時還食因茲發動遂成霍亂呼異端之徒亙能言其要由造詣自得知其實也

原夫霍亂名目始出素靈○

靈樞云厥氣上逆則霍亂（經脉篇）又云氣亂於腸胃則為霍亂（五亂篇）素問云飧泄霍亂（氣交變大論）又云身熱吐下霍亂（六元正紀大論）又云中滿霍亂吐下（上同）又云嘔吐霍亂飲

注下同上又見[illegible]是也

評虛實論

至張仲景始立霍亂病門併言治法

傷寒論云問曰病有霍亂者何答曰嘔吐而利名曰霍亂又問曰病發熱頭痛身疼惡寒吐利者此屬何病答曰此名霍亂自吐下又利止復更發熱也又云霍亂頭痛發熱身疼痛熱多欲飲水者五苓散主之寒多不用水者理中丸主之又云吐利止而身痛不休者當消息和解其外宜桂枝湯小和之又云吐利汗出發熱惡寒

四肢拘急手足厥冷者四逆湯主之又云既吐且利小便復利而大汗出下利清穀内寒外熱脉微欲絶者四逆湯主之又云吐已下斷汗出而厥四肢拘急不解脉微欲絶者通脉四逆湯主之又云吐利發汗脉平小煩者以新虚不勝穀氣故也◎上條據傷寒論則通脉四逆加猪膽汁湯然而考外臺秘要直是通脉四逆湯故今從之◎下條或是吐下後與食早故小煩也後世集食後一日不與食尤為佳法此亦足以證霍亂渴亡

傷食也。

神農本草。亦有霍亂名。

女菀條云霍亂洩利。

名醫別錄。見十餘條。

高良薑（霍亂腹痛）香薷（霍亂腹痛吐下）朮（霍亂吐下不止）木瓜（霍亂大吐下轉筋不止）人蔘（霍亂吐逆）橘（吐逆霍亂）桂、附子（竝云霍亂轉筋）乾薑、厚朴、瞿麥、秫、黍、蒜（俱云霍亂）等條云。

後世不知霍亂即傷食。又不知傷寒論即傷寒雜病論。徒視王叔和以霍亂病篇屬傷寒末。而以謂是證。亦與傷寒涉疑似。故附其後。者疎昧之至。未深考之所致也。

王肯堂證治準繩、所引保命集、云夫傷寒霍亂者、其本在於陽明胃經也、云云、其他厥陰霍亂等、不暇一一舉載、多以傷寒吐利與霍亂混說、

若以傷寒吐利為霍亂。則仲景何故別立霍亂病門新說霍亂證狀乎。又何以不於吐利霰皆謂霍亂乎。雖使出于王叔和撰。而其問答。即仲景之言。不可疑也。仲景且云。傷

寒其脉微澁者本是霍亂今是傷寒此謂先患傷食者從病傷寒耳若非先患傷食則是可直謂先甚吐利何故可謂霍亂乎不待辨而自明矣又以是證多在夏秋之交或為傷暑或為熱又或為風濕或為脾胃之濕為本皆以不能認得病狀之真也

按前漢書嚴助傳云夏月暑時歐泄霍亂之病相隨屬也按韻會泄下引之云注師古曰吐也韻會小補亦同此大謬矣若以泄為吐止吐而無瀉何稱霍亂乎

巢元方曰霍亂者由人温涼不調陰陽清濁二氣有相

干亂之時其亂在於腸胃之間者因遇飲食而變發則心腹絞痛其有先心痛者則先吐先腹痛者則先利心腹並痛者則吐利俱發挾風而實者身發熱頭痛體疼而復吐利虛者但吐利心腹刺痛而已亦有飲酒食肉腥膾生冷過度因居處不節或露臥溫地或當風取涼而風冷之氣歸於三焦傳於脾胃脾胃得冷則不磨不磨則水穀不消化亦令清濁二氣相干脾胃虛弱便則吐利水穀不消則心腹脹滿皆成霍亂病源候論

劉完素曰三焦爲水穀傳化之道路熱氣甚則傳化失常而吐瀉霍亂火性燥動故也或云熱無吐瀉止是停寒者誤也大法吐瀉煩渴爲熱不渴爲寒或熱吐瀉始得之亦有不渴者若不止則亡液而後必渴或寒本不渴若亡津液過多則亦燥而渴也但寒者脉當沈細而遲熱者脉當實大而數或損氣亡液過極則脉亦不能實數而反弱緩雖爾亦爲熱矣原病式

張從政曰巢氏先賢也固不當非然其說有誤者人命

所係不可不辨也巢氏論霍亂吐瀉云云此皆巢氏霍亂之論也予以為不然夫醫之治病猶書生之命題如秋傷於濕冬生欬嗽是獨以濕為主此書生之獨脚題也風濕暍主氣合而成霍亂吐瀉轉筋此猶書生之鼎足題也風者風木也濕者雨化也暍者火熱也此風濕暍三氣之所生也故轉筋者風主肝肝主筋風急甚故轉筋也吐者暍也火主心心主炎上故嘔吐也泄注若土主濕濕主脾濕下注故泄注也此三者豈非風濕

以水沃手足則厥矣若以水沃心則亦不益厥者未之有也

如書生曷足題耶。脾濕土氣為風木所克，土氣不行，亢無雨，火盛過極，土怒發焉，先可用淡劑流其濕，辛涼以退其風，鹹苦以解其暍，氷水以救其內，渴大忌食粟米粥飲者，立死，世俗止知取其頭巾而濯之，以飲其水，亦取黑豆皂礬頭垢，寒涼然近似，終不足以制其甚也，又有以寒水沃其手足者，大非也。四肢已厥，更以寒水沃之，則益厥矣，曷若以寒水沃其心之為愈也。儒門事親

王好古曰，霍亂證，夫嘔吐而利者，霍亂也，三焦者水穀

之道路邪在上焦者則吐而不利邪在下焦者則利而
不吐邪在中焦既吐則利以飲食不節冷熱不調清濁
相干陰陽乖隔遂成霍亂揮霍撩亂重也吐利而已輕
也霍亂吐瀉者風濕暍外至生冷硬內生內外合而為
病謂如風寒濕暑熱暍所傷各有先後飲食菜果各有
多少內外傳變各有輕重以六經脉併何經何臟以隨
所應見治之或表或下或和或收燥潤分利溫之屬浮
弦實細遲緩宜求此之謂也外邪入裏傷於脾胃上吐

下利名為霍亂吐利止後見外證者只作外傷治之外證不已復傳於裏嘔利在作上下邪甚（醫壘元戎）

李中梓曰霍亂多起于夏秋之間皆外受暑熱內傷飲食所致縱冬月患之亦繇夏月伏暑也（醫宗必讀○證治準繩亦有此語）

徐春甫曰霍亂證雖有風寒濕熱之異大抵傷暑居多蓋由夏暑傷內元氣脾胃俱虛又因飲冷停寒酒食所傷外因受涼邪氣所鬱不得發越而霍亂之證作矣（古今

醫壘元戎
作暍物作
甜作生門



醫統、

王肎堂曰或問霍亂病亦復有他論者乎曰嘗考之内經云云巢氏因此一條乃云霍亂者云云自巢氏之說行後世守之以為法無復知内經諸條者矣此說張從政既言之至劉河間乃云熱氣甚則傳化失常而吐瀉霍亂火性躁動故也世俗止謂是停食者誤也云云按原病式作停寒而王肯堂易寒字作食字者何哉尤可疑也張戴人則以風濕暍三氣合而為邪云云可謂善推病情者乎王海藏亦謂風濕熱外至

冷物内加內外合病者此條殆似之矣凡治病當從經隨宜施治安可執一端而已哉然則此病當以何為要曰脾胃之濕為本諸邪感動者為病之由然其間脾胃有虛有實邪有陰陽相干之孰甚皆宜消息處治原仲景之意豈必在飲食始為是病彼於寒邪傳入中焦胃氣因之不和陰陽否隔者安得不有以致之乎不然何以用理中四逆等湯治之（證治準繩）

以上所舉如上所言蓋劉完素謂熱者固偏論也張從

政配說風濕暍者古今醫家之故態腐談也故王肯堂謂善推病情者此猶居暗中不知明盍摸索數處求出路反為得之不亦惑乎王好古亦同張說但添生冷硬者較為彼善于此王肯堂謂脾胃之濕為本者已落窠套又謂諸邪感動者為病之由者抑何泛濫不一如此乎況謂仲景之意不在飲食者亦不深造傷寒論之所致也如李中梓謂縱冬月患之亦繇夏月伏暑也何至妄誕迷惑如是耶殆可怪焉

又靈樞五色篇有暴食不潔字

至傷食名則雖素靈固有其文而未別揭以為病名論中
所患此亦足以見霍亂為傷食也
靈樞云氣口盛堅者傷於食五色篇素問云傷食灸之胃空
論又云飲食自倍腸胃乃傷痺論又云因而飽食筋脉橫
解腸澼為痔因而大飲則氣逆生氣通天論
神農本草亦有傷食字名醫別錄亦同但不多見也
孔公蘗條云傷食不化名醫別錄同條亦同唯是一所
他條未考

自巢元方始舉食傷飽條。略啓其端。病源候論於宿食不消病條下出食傷飽條者是也巢氏固由不知傷寒論中霍亂病即是傷食而始作備以誘後人之誤者也由是後世戴思恭以下。並舉霍亂傷食二門者。皆以漸所致也。證治要訣云云殊不知仲景早已撰出素靈霍亂而標示之。即是傷

事也後人不知是意又別立傷食門非謬贅乎又至今世
俗總稱夏天暑中病患呼為霍亂者亦自醫家者流誤唱
以成天下之通弊者也今以霍亂名有違謬故舉傷食正
標題此邦俗稱食傷者尤為近當若失胃反走哺
病源候論云霍亂有三名一曰胃反言其胃氣虛逆反
吐飲食也二名霍亂言其病揮霍之間便致繚亂也三
名走哺言其哺食變逆者也
漏氣三管反射

外臺秘要所引删繁論療上焦實熱飲食下胃其氣未定汗出面背身皆熱名曰漏氣三因方云身背皆熱肘臂攣痛其氣不續膈間厭悶食入則先吐而後下名曰漏氣又删繁論云夫三焦者一名三關也上焦名三管反射中焦名霍亂下焦名走哺云云人有熱則飲食下胃其氣未定汗則出或出於面或出於背或出身中名曰漏泄其病則肘掌痛食先吐而後下氣不續胸膈間厭悶所以飲食先吐而後下也

乾霍亂。

病源候論云、乾霍亂者、是冷氣搏於腸胃、致飲食不消、但腹滿煩亂絞痛短氣、其腸胃先挾實、故不吐利、名為乾霍亂也。

濕霍亂。

外臺秘要所引許仁則療霍亂方、許仁則曰、此病有兩種、一名乾霍、一名濕霍、乾霍死者多、濕霍死者少、俱繇飲食不節將息失宜、乾霍之狀、心腹脹滿攪刺疼痛煩悶不可忍、手足逆冷、甚者流汗如水、大小便不通、求吐不吐求利不下須臾不救便有性命之憂濕霍之狀心腹亦攪痛諸候有與乾同但吐利无限此病始得有與天行相似者亦令頭痛骨肉酸楚手足逆冷四體發熱又云濕霍亂吐利无限又必効方云上吐下利者名為濕霍亂又救急方療霍亂无問乾濕冷熱等

暴霍亂

見甲乙經又有陽逆霍亂胃逆霍亂厥逆霍亂等名目

覺腸沙

證治要訣云、欲吐不吐、欲瀉不瀉、心腹纏擾、痛不可忍、
上下不通、言語不定、如見鬼神、俗謂之乾霍亂、古人已言之、載
云、俗謂者、誤矣。近世俗醫謂之攪腸沙、多信之、殊不知即是霍
亂、僥倖而愈者、一通之功耳。○按、濟世全書攪腸沙有
陰沙陽沙之別、又有水沙、俱是後世所謂沙病、混以為
一、大非也。詳見濟世全書發沙條。○張璐醫通作攪腸瘀、益非。

絞腸沙

見秘方集驗。

疞腸沙。

出醫學正傳○按盧和丹溪纂要作痛腸沙疑是疞字之誤

暑霍亂。

醫學入門云一種暑霍亂即濕霍亂

虎狼病。

萬病回春云忽時心腹疼痛或上吐或下瀉或吐瀉齊作攪亂不安四肢厥冷六脉沈欲絶此名濕霍亂俗云

虎狼病

觸惡

證治要訣云霍亂之病揮霍變亂起於倉猝與中惡相似俗呼為觸惡但有吐利為異耳

夾食傷寒

又云傷食兼感風寒其證與前同但添身疼一證俗謂之夾食傷寒

食迷風

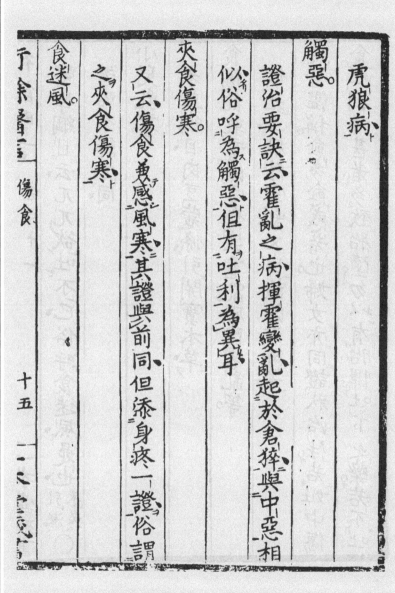

醫學綱目云兀兀欲吐不已俗呼食迷風是也（引潔未考）○

證治準繩亦同

小兒乳霍○

本草綱目肉豆蔻條引開寶本草

食傷飽○乾霍濕霍○傷寒霍亂○厥陰霍亂等○

俱見上厥陰霍亂又出證治準繩等

總皆濫稱○愈多愈惑者也○婦女亦同證狀治法若姙中傷

食○吐利痛甚者○多致胎墮勿以有胎憚吐下之藥若不吐

下則併母胎並斃矣。可不畏乎。若已小產則宜在婦人門中參考斟酌施治也。又若產後傷食。多致鬱冒。方其食之初停滯也。輕者或欠或頭眩惡心。劇則四肢厥冷。冷汗。眼昏不見物。共有腹痛。以輕吐為最要。及已吐。則諸證皆止。若微利者。亦佳也。不宜多瀉。多瀉則元氣疲不可救。亦宜在婦人門中。參酌施治法也。此證以鬱冒故與血暈大相似。倘有誤認為血暈用芎歸蕩芐類。愈增泥滯成乾霍而斃者。最可慎也。須加詳察分辨。若小兒大累亦同。

又有因食塞胃中。而忽然昏迷不省人事。或口不能言。四肢不能舉。厥逆痰涎壅塞。重者殞命。輕者漸醒。後世謂之食厥。

見萬病回春

又謂中食。即謂狀似中風者也。

見明醫雜著、證治準繩亦同

此元由食滯窒塞胃中。作斯昏迷不省耳。苟作昏迷不省。則道是痱證。何容疑焉。若由其有醒後無他異者以是爲食厥中食者誤矣此乃醫書所謂痱之輕者發過如故者也。若醒後。有舌強語蹇。偏枯。皮痺手痛足痿等證候。則痱固不須言。何得別立食厥中食之名乎。况痱之咎端自食滯生者。十常居八九乎。須審視熟察。勿錯治法也。其始以探吐之。或用藥使吐。為最要之先著。若既有痱狀。須於痱門考求施療也。又如因酒而得者。謂之酒厥。則益濫矣。

見證治準繩

後世又立傷酒門。此雖元自李杲王好古。既言酒害而至立其門。則戴思恭為始。爾後遂從之耳。

證治要訣。始立傷酒門。王肯堂全取之。見證治準繩

其證惡心。乾嘔。頭痛。眩運。昏冒。或吐宿酒。至翌日亦如此。

俗稱二日醉。以余觀之。大槩傷酒者。皆是耽婪沉湎之徒

所自取也。則不加治療。令其困苦而可也。尚何足與言救

解乎。自古詩人多好酒。多是放蕩無賴輩。必善作詩。如明

張傑中酒詩是也。一枕春寒擁翠裘試呼侍女為扶頭身如司馬原非病情比江淹不是愁酒律兵令作敵故交從事却成讐淹細憶宵來事記得歸時月滿樓時以為非眞中酒云

知此味亦可惡哉若非多飲或喫灰酒野釀被其傷害
宜用解醒者治之而此只一時之傷不到成大病若夫大
飲久耽傷爛腸胃遂成内損吐血證者不可救藥也慎之
慎之

宿食者食物停滯胃中經宿不消是也其證腹滿氣急噫
氣吞酸頭痛嗜眠支體煩重惡寒微熱卽是邦俗稱食滯
者也此元由胃氣不健而所納食物不速化熟停滯宿留
而作斯諸患也是證最宜減食務慎省養若宿食未消新

物又入則為重食胃氣元弱既不能磨宿又被新物逼來先後受侮迷惑怫鬱遂成傷食不可不畏慎也或觀金匱方論有宿食條乃謂宿食即傷食而與霍亂異者大不然也殊不知宿食與傷食吐下者元不同也觀傷寒金匱諸條自可見矣

傷寒論云問曰人病有宿食何以別之師曰寸口脉浮而大按之反澁尺中亦微而澁故知有宿食當下之宜大承氣湯又云下利不欲食者以有宿食故也當下之

宜大承氣湯。〈已上二條、金匱方論亦同〉

金匱方論云、脉數而滑者實也此有宿食下之愈、宜大承氣湯、又云、宿食在上脘當吐之宜瓜蔕散又云、脉緊如轉索無常者、有宿食也又云、脉緊頭痛風寒腹中有宿食不化也○神農本草亦有宿食字〈大黃條〉

又曰穀氣

金匱方論云、問曰、病有積、有聚、有穀氣何謂也師曰、云云穀氣者脇下痛按之則愈復發為穀氣又云、穀飪之邪從口入者宿食也○按徐春甫古今醫統立馨氣門曰馨之邪從口入者宿食也字皆作馨華刻書手誤耶抑不知有繫耶且云病頭痛惡風憎寒心腹脹滿下利不欲食吞酸噫宿腐氣或四肢浮腫如此則與上所謂不異其為繫氣無復可疑徐失詳考明矣

又巢元方○於宿食不消條○下出穀勞條可謂濫矣○病源候論云穀勞候脾胃虛弱不能傳消穀食使府藏氣否塞其狀令人食已則臥支體煩重而嗜眠是也（一）

本草綱目大麥蘗條引肘後方云飽食便臥得穀勞病
令人四肢煩重嘿嘿欲臥食畢輒甚
又如戴思恭云飲食入肝者妄言極甚矣。
戴思恭曰有飲食不節所傷以致半身不遂狀如中風
不可作風治蓋人之飲食下咽而入肝由肝而入脾由
脾而入胃因食所傷肝氣不理故痰涎壅塞若中風然
亦有半身不遂者肝主筋故也治以風藥則悞矣宜用
消食之劑食毒物非時物多病此不傷脾不傷胃而傷

衍餘醫言　卷之十一

肝病不在下故不可妄下出證治要訣

飲食皆入胃而已矣非肝脾所受況且肝脾俱內實而容物之藏吁未嘗聞自古作如是妄說者戴何若斯之瞽乎意由不親見臟腑耳以其特甚謬故擧而辨焉

## 附字辨

霍一作癨盧和丹溪纂要等用是字按玉篇呼郭切吐瀉也正韻吐病字彙癨亂吐病正字通云按古

亂。舊註汎訓吐病，非。康熙字典引玉篇作病癨也，而去吐瀉二字。且引廣韻吐病而不引正韻，俱可疑。末引類篇病亂也，亦益可恠焉。今詳諸註，皆不可從。蓋霍亂元以其苦患成揮霍撩亂，命名，謂之霍亂耳。若以霍為癨，則以亂為癨亂，而亦可乎。意癨是俗字，決不可用也。𣪊字彙不載，正字通云：山海經百𣪊自生。楊慎曰：今本誤改从穀。齊民要術可證。按𣪊當作糓。糓與穀結體稍別，因要術偽刻之𣪊以𣪊為古穀字，亦非。康熙字典云：字彙補讀與馨同。金匱要

[illegible]糓飪之邪。今按二書並不可從。仲景全書音釋云糓音穀。卽穀也。糓穀同字。何可疑也。況从声者尤可恠也。如聲馨等字皆从声。無一字从声者。當以从声爲正。且馨卽芳香字。此病乃呑酸噫宿腐氣。全是敗穀之氣。何芳馨之有。此亦字學者昧醫事之所致耳。

補録

楊士瀛曰。胃傷暑毒。露臥卑濕。當風取涼。風冷邪氣入於腸胃。加以嗜好肥腥。飲啖生冷。居處不節。激而發焉。

於是邪正相干中脘節閉氣不得通吐利發作昧者指為脾胃虛冷遽用人參白朮訶子肉豆蔻之屬以壯胃澁腸不思風冷未散輒以參朮訶蔻攔補寒邪邪氣得之愈盛愈作縱得淹延或下痢或久瀉或腹脹虛浮或中滿不食變證百出矣抑猶有說焉濕霍亂死者少乾霍亂死者多許仁則嘗有是言矣蓋謂所傷之物因吐利而出泄泄盡則止猶可幸免若上不得吐下不得利所傷之物擁閉正氣關隔陰陽燥擾喘脹其能生乎則

知揮霍變亂如人被髮交爭必有以挨之可也仁齋直指

王綸曰凡治諸病時常審察有無飲食傷積但見胸膈飽悶或噫氣嚥酸腹痛腸泄惡食少食便問曾何飲食審知傷積即便先調脾胃消導飲食然後用本病之藥或與本病藥內加入消導飲食藥若不知審此則藥雖對證而不效蓋人以脾胃為主胃氣自傷則不能運化藥味以成功也亦有食後即藥或藥後即睡或服藥太多者謂之傷藥要須識此吾妻嘗病胎漏忽日血大崩

肆暈去服小便而醒少頃復暈急煎服荊芥隨醒隨暈服止血暈之藥不効忽然嘔吐予以其童便藥汁滿於胸膈也即以手探吐之末後吐出米飯及蘿菜椀許詢問適方午飯後著惱少頃即崩不止予悟曰因方飽食胃氣不行故崩甚血既大崩胃氣益虛而不能運化宜乎崩暈不止而血藥無效也急宜調理脾胃遂用白朮五錢陳皮麥芽各二錢煎服之服未半而暈止再服而崩止遂專理脾胃服十數服胃氣始還然後加血藥服

之而安若不審知食滯而專服血崩血暈之藥豈不誤哉書此以例其餘　明醫雜著

失記書名曰生平愛食之物即可養身不必再查本草春秋之時並無本草孔子性嗜薑即不徹薑食性嗜醬即不得其醬不食皆隨性之所好非有考據而然孔子于薑醬二物每食不離未聞以多致疾可見性好之物多食不為祟也但亦有調劑君臣之法不可不知肉雖多不使勝食氣此即調劑君臣之法肉與食較則食為

君而肉為臣、薑醬與肉較、則又肉為君而薑醬為臣矣、
雖有好不好之分、然君臣之位、不可亂也、他物類是、
論曰。楊也。觀世之謬。發畏慎之意。王也由我之過。莭省悟之念。俱可善矣。在于今日。最可知記之要語。故擧載焉。無名氏之說。雖差涉于偏。亦非無理。即此邦俗諺所謂好物無祟者也。但雖嗜好之物。而多食則必有害。可慎也。又解不得其醬不食者。大非也。若無其字。則如彼說。亦或可通。蓋得其醬者。凡物各有可相配和之醬。倘無可相配和之

醬則不食其物此謂不得其醬不食即如此邦俗所為喫水引用胡椒粉喫可漏子用生蘿蔔汁喫麪線用芥子粉或胡椒粉之意耳且食為主肉為次固矣如其謂肉為君薑醬為臣則鑿說也薑醬豈可主而食之乎不通亦甚矣

## 留飲

留飲者停留之痰水也非痰也蓋飲物之入胃也善化則與穀食之精粹共合同而運輸周身成津液成血精為腦髓之養善潤全軀也飲物者何謂耶卽是日常所用茶湯酒醬菜汁肉味凡水類皆謂之飲物也其純粹之精氣皆為潤身之寶而其餘水則下滲入于膀胱成溺而出去也若不化則其飲之氣味頗去唯存原水不運不滲滯蓄一所以作支懸窒礙之諸患遂乃伏流而溢于四末泛濫之

勢成腫脹而止也皆由其留停也猶滯食宿食之意也但食者形之剛而硬糟粕也故滯則壅塞而不可遷也飲者形之柔而軟唯水也雖停亦轉移而至于溢也是以所患不同耳凡飲之滯留也因癥或疝或蟲而然因瘀血者亦希有也此由癥疝若蟲侵侮胃元胃氣疲餒不能健化故飲物不化成瘀水滯停在胃中或支或懸或溢流四末猶食物不化滯停胃中作壅痛諸患也凡留飲之為證與癖人所患不異其證腹中痞滿或痛或動或脹或攣或隴

移動或留鳴水聲漉漉或胸中不快或心中懊憹或欬或惡心嘈雜或吐痰吐清水吐酸苦水或不能食或食則多吐或五日十日之間腹大脹吐水一升甚者至二三升眞水或如混紫菜吐後暫安而復催如前或身體重漸漸痩削或短氣不得臥或渴或不渴或口舌乾燥或目眩頭運或心下動氣或大便多秘又有溏者後多浮腫自足及目下甚則全身水腫又吐食者似胃反非胃反又十日半月之中大吐水者尤多有之脉沈而緩者猶可治數者不

脉經泆作淡



可治○素靈說飲不一曰溢飲○

素問云溢飲者渴暴多飲而易入肌皮腸胃之外也脉要精微論靈樞云肝脉濇甚為溢飲邪氣藏府病形篇又云尺膚麤

積飲○

如枯魚之鱗者水泆飲也論疾診尺篇

出素問六元正紀大論

痞飲○

同上同上

飲積

同上。至眞要大論。

飲發。

同上。六元正紀大論云、飲發注下、至眞要大論云、飲發於中、氣交變大論云、飲發中滿、

水飲

同上。五常政大論云、水飲內稸、中滿不食、

張仲景始說四飲。淡飲、懸飲、溢飲、支飲是也。

金匱方論云、問曰、夫飲有四、何謂也、師曰、有淡飲、有懸

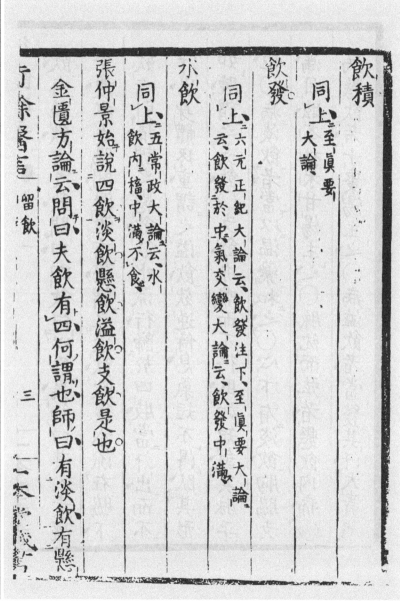

飲有溢飲有支飲問曰四飲何以為異師曰其人素盛今瘦水走腸間瀝瀝有聲謂之淡飲飲後水流在脇下欬唾引痛謂之懸飲飲水流行歸於四肢當汗出而不汗出身體疼重謂之溢飲欬逆倚息氣短不得臥其形如腫謂之支飲○支飲亦喘而不得臥加短氣其脉平也○病淡飲者當以温藥和之○心下有淡飲胸脇支滿目眩苓桂术甘湯主之○脉沈而弦者懸飲内痛○病懸飲者十棗湯主之○病溢飲者當發其汗大青龍

湯主之小青龍湯亦主之○膈間支飲其人喘滿心下痞堅面色黧黑其脉沈緊得之數十日醫吐下之不愈木防已湯主之○心下有支飲其人苦冒眩澤瀉湯主之○支飲胸滿者厚朴大黄湯主之○支飲不得息葶藶大棗瀉肺湯主之○嘔家本渴渴者為欲解今反不渴心下有支飲故也小半夏湯主之○夫有支飲家欬煩胸中痛者不卒死至一百日或一歲宜十棗湯○又欬數歳其脉弱者可治實大數者死其脉虛者必苦冒

其人本有支飲在胸中故也治屬飲家○欬滿即止而更復渴衝氣復發者以細辛乾薑為熱藥也服之當遂渴而渴反止者為支飲也支飲者法當冒冒者必嘔嘔者復内半夏以去其水

又曰○留飲○伏飲○及説寒飲○肺飲○諸飲證

又云夫心下有留飲其人背寒冷如手大○留飲者脇下痛引缺盆欬嗽則輒已（一作轉甚）○胸中有留飲其人短氣而渴四肢歷節痛脉沈者有留飲○膈上之病滿喘

欬吐發則寒熱背痛腰痛目泣自出其人振振身瞤劇
必有伏飲○病者脉伏其人欲自利利反快雖利心下
續堅滿此為留飲欲去故也甘遂半夏湯主之○脉弦
數有寒飲冬夏難治○肺飲不弦但苦喘短氣○脉浮
而細滑傷飲○夫短氣有微飲當從小便去之苓桂朮
甘湯主之○夫病人飲水多必暴喘滿凡食少飲多水
停心下甚者則悸微者短氣大下後善虛脉偏弦者飲
也○先渴後嘔為水停心下此屬飲家小半夏伏苓湯

主之○飲家其脉弦為有水十棗湯主之○留飲又見神農本草甘遂條留飲宿食巴豆條留飲痰澼名醫別錄蜀椒條留飲宿食又病源候論千金方千金翼方外臺秘要所引范汪方深師方等皆同○溢飲又見病源候論千金方千金翼方外臺秘要所引范汪方等支飲又見病源候論千金方外臺秘要所引深師方懸飲又見病源候論千金方

其他如流飲見病源候論千金方千金翼方

澼飲○

出病源候論及外臺秘要所引深師方（外臺又引千金方，今只作澼飲）

飲癖。

見病源候論（千金方作飲澼）

澼飲。

見千金方千金翼方及外臺秘要所引范汪方延年方

酒澼飲。

出外臺秘要及所引深師方（外臺又引病源，病源今只有酒癖，無飲字）

五飲。

千金翼方作淡飲



見千金方、千金翼方。留飲、澼飲、痰飲、溢飲、流飲是也。後世和劑局方以下皆舉此目。

飲氣。

見外臺秘要所引廣濟方、延年方。外臺又引千金作氣飲。今考千金無

飲實。流飲。

出千金方。

淡水。

千金翼方飲食不消條云：三焦過閉塞不通，留水在膈上不消化，名曰淡水。積年不去，雖服藥下之，不能便去。

雖得小去，隨復如故。此亦停飲也。

雖多濫名。猶曰留飲宿食。或曰留飲宿水。此自秦漢逮唐皆莫非敗飲停水之事。宋元以下。專稱痰飲。皆以飲為痰屬。謬誤之大者也。飲即滯飲停飲。乃與宿食滯食之意同。以其溢支懸淡伏。皆因停留所為。故今標留飲。續傷食後使知其非痰屬也。又按張從政論飲。全是逞臆。固不足取信。而近時有以此謂無上妙論用之者。不知為邪說所誤也。故略舉辨駁。使知其過謬也。

張從政作飲當去水溫補轉劚論曰留飲止證也不過畜水而已王氏脉經中泒之為四痰飲懸飲支飲溢飲

此即張仲景金匱方論所始說非肇於王叔和從政未及見之耶疎陋尤甚千金方又泒之為五飲五飲字雖出千金方及翼方而仲景已於四飲之外出留飲伏飲寒飲肺飲等數名孫思邈唯出澼飲流飲二名易之耳此亦非始於孫氏也皆觀病之形狀而定名也今予皆不論此論飲之所得其来有五有憤鬱而得之者有困之而得之者有思慮而得之者有痛飲而得之者有熱時傷冷而得之者飲證雖多無出于此夫憤鬱而不得伸則肝氣乘脾脾氣不化故為留飲肝主慮久慮而下決則飲氣不行脾主思久思而不已則脾結故亦[illegible]

飲肝氣乘脾肝脾主思慮固是醫家之空論腐談足
嘔者若脾氣不化與脾結則當先食留食留則氣亦留
血亦留豈獨飲留已乎且久慮而不決則氣當先滯而
不行氣留而不行則血亦留而不行亦豈獨飲氣不行
已哉偏亦甚矣人因勞役遠來乘困飲水脾胃力衰此因而嗜臥不能布散於脈亦為留飲
不可謂困之而得之何也若雖困之而不飲水則何飲
之可留乎雖使不困之而飲水嗜臥不能布散則亦當
留飲然則謂困之飲水而得之可也雖困之不飲水則

無可留之飲水且困乏而脾胃力衰則豈止飲留哉亦當食留而氣血亦同留如從政說可謂不通矣人飲酒過多腸胃已滿又復增之脬經不及滲泄久久如斯亦為留飲此或有或否傷酒人不止留飲或內損吐血哮痔痱疽不一而足皆痛飲所致也因隆暑津液焦涸喜飲寒水本欲止渴乗快過多逸而不動亦為留飲此不須為留飲應直為水瀉不然或為痢疾或為泄瀉而為留飲亦十中有一槩謂熱時傷冷而得之則非也人若病飲者豈能出此五者之外乎

夫水者陰物也但積水則生濕停酒則生燥久則成痰在左脇者同肥氣在右脇者同息賁上入肺則多嗽下

入大腸則為瀉入腎則為涌水濯濯如囊漿上下此亦無所之故在太陽則為支飲皆由氣逆而得之不足一一辨焉但飲非入肺者亦非入腎者且謂在太陽為支飲者何妄作之甚耶故濕在上者目黃面浮在下者股膝腫厥在中者支滿痞膈痰逆在陽不去者久則化氣在陰不去者久則成形今之用方者例言飲為寒積皆用溫熱之劑以補之燥之夫寒飲在中反以熱藥從上投之為寒所拒水濕未除反增心火火既不降水反下注其上焦枯其下寒慄鹵莽滅裂之言奚以辨為其如謂水濕未除反增心火火既不降水反下注者僻論尤強誣矣內經曰出入廢則神機化滅升降息則氣立孤危淚不信夫引素問者意差違矣況乎留飲下無補法氣方隔塞

補則轉增、豈知内經所謂留者、

攻之、何後人不師古之甚也、以偏見立說、故造語不倫自是以下、頑瞑尤甚可厭、且以白朮參苓飲者服之尚加閼塞、況燔鍼艾火、其痞可知、前人處五飲丸、三十餘味、其間有礬石、巴豆、附子、烏頭、雖是下攻、終同燥熱、雖亦有寒藥相參、力孤無援、故今代劉河間、依仲景十棗湯、製三花神祐丸、而加大黃牽牛、新得之疾、下三五十丸、氣流飲去、昔有病此者、數十年不愈、予診之、左手脉三部皆微而小、右手脉三部皆滑而大、微小為寒、滑大為燥、余以瓜蔕散湧其寒痰數升、汗出如沃、次以導水禹功、去腸胃中燥垢亦數升、其人半愈、然後以淡劑流其餘蘊、以降火之劑開其胃口、不踰月而瘥、謂腸胃中燥垢數升者、最可疑之甚矣、沈思暗慮、不知燥垢何物、不可謂垢膩為燥、抑為如頭目者在腸胃中耶大凡人身腸胃中常常津潤不燥乾與外面皮膚上不同除膈噎人外雖病者不至甚乾嗚呼從政之書不可信也如此虛誕之至矣 夫黃連黃栢可以清上燥濕黃芪茯苓可以補上滲濕二者可以收後不可以先驅復未盡者可以苦葶藶杏仁桑白皮椒目逐水之藥伏水皆去矣夫治病有先後不可亂投邪未去時慎不可補也大邪新去恐反增其氣轉甚於未治之時也昔河内有一病飲醫者斷為脾濕以木香牽牛二味散之下十餘行因紿病人復變散為丸又下十餘行復變丸為散又十餘行病者大困睡幾一晝夜既覺腸胃寬潤惟思粥食少許日漸愈雖同斷為濕但補瀉不同其差至此不死者幸矣可憫其罹毒手也 內經曰歲土大過雨濕流行腎水受邪甚則飲

發中滿、太陽司天、濕氣變物、水飲內畜、中滿不食、註云、此年太陰在泉、濕監於地、病之原始、地氣生焉、少陰司天、濕土為四之氣、民病、䶊衄飲發、又土鬱之發、民病、飲發注下、胕腫身重、又太陰所至、為積飲否隔、又太陰所至、畜滿、又太陰之勝、與太陰之復、皆云飲發于中、以此考之、土主濕化、不主寒、水主寒化、不主濕、天多驟雨、地有積潦、皆以為水、在內經屬土、冰霜凝冱、風氣淒凜、此水之化也、故曰、丑未太陰濕土、辰戌太陽寒水、二化本自不同、其病亦異、夫濕土太過、則飲發于中、今人以為脾土不足、則軒岐千古之書、可從乎、不可從乎、觀從政證據運氣、乃可以知其妄作冥行、虛誕可惡也、吁、繆希雍猶能笑之、況不為繆希雍者乎、故從政之書、決不可信也

## 泄瀉

泄瀉者謂水與糟粕相混而不別直走肛門泄下而瀉出也即屎之如水如泥者是已大略有傷食泄傷酒泄中寒泄挾熱泄疝泄腸胃虛泄結毒泄小兒疳泄之別水泄溏泄飧泄鶩溏及卒漸之不同有瀉糞如水直大射出猶覆桶水有建瓴之勢者謂之水泄又曰洞泄多是暴瀉也又有食不化熟而直瀉出者謂之飧泄又有瀉糞中有硬屎者謂之鶩溏又曰鴨溏此二證亦多暴瀉也有瀉糞較濃

如濁泥水漉漉泄下者謂之溏泄又曰濡泄多是久瀉也
大凡此證雖有微甚卒漸之不同而均之俱是腸胃元氣
之怠慢疲弱則一也原夫飲食之入于胃中也胃元固強
直能剋化而健運精粹於周身以成血精津液而潤養全
軀以糟粕遞送腸中而腸氣亦健旺能泌別水與糟粕以
水滲入膀胱出於前陰而成溺糟粕送下于肛門成糞以
出此為常度苟胃元之纔少怠慢也朝暮所入之飲食不
能速化熟而以半化半熟者或全未熟者直傳送于腸

由腸氣亦怠慢故所受盛之飲食未熟者不能更重腐化以泌別而水與糟粕相混下走出於肛門以成瀉糞此為泄瀉苟既如此則水皆與糟粕混合下出不能滲入膀胱而成溺故溺出至少泄瀉日益甚無止時由水不別也蓋腸胃元氣之怠慢倘在一旦則其復也易而速矣以其暴瀉也雖大泄數行而調理中窾不日平愈若由腸胃之疲弱遂成泄瀉則其愈尤難且遲矣由其有漸也此證最難療何則以胃元已疲弱不能輸精粹於周身腸氣亦疲弱

不能泌別水穀只是日日泄瀉不止精華盡瀉下去潤養周身者咸成烏有至無纔運雖欲身不瘦可得乎瘦瘠既見食減體憊短氣腹滿種種諸候續出加以浮腫尤為危篤此漸瀉之所以可恐也故病中諸證泄瀉最為弱候凡諸病屎硬者乃知腸胃氣猶在焉故或可治或延餘涎若至便已瀉者乃知腸胃氣既虛脫故或可懼或死期漸迫又有屎輭者必瀉之漸宜急恐以運固收之策是以大凡診視病人首以先問屎之硬輭為要務為是故也可見

瀉之為惡證也凡患泄瀉之人腸胃通皆濕潤不燥猶潦水之地故治之以燥之固之為要第一以灸為上策其次散藥為佳譬如用粉土燥砂填止潦水一般而後世醫流治此證者槩皆用煎湯為主此猶用水止水理之所不當也夫腸胃喜燥而惡濕腸胃已成濕潤不燥之地又以水加其上所謂如塗塗附欲其濕之燥瀉之止何可得乎是故治此證者常以灸為先務散劑亞之皆是燥之固之之術也若用湯劑則必宜加入朮末成濃煎汁用之矣幾于

不失治法之當然也若泄不止至目下足脛有浮腫則危矣今列諸證逐一辨究

傷食泄者由食生冷硬物或有毒魚鳥蟲獸肉及異草奇菜類冒元為其物所癖犯不但不能剋化反被倒擲胃中鬱滯妨塞腹裏絞痛上為嘈雜惡心乾嘔遂乃不能腐熟直送下於腸中裏急逼迫大水泄陣陣而瀉出自一二行至四五行及十餘行有其傷物之氣盡則已者又有其後疲虛而遂變成他證者又有夏秋終成痢疾者此一證雖

在既成内勢之後亦由此而成者比比而有之故併及焉
按論由傷食而瀉者自陳言楊士瀛以下皆言及焉而至
立傷食瀉名目則戴思恭為始併作濫名者失言耳
證治要訣云傷食瀉因飲食過多有傷脾氣遂成泄瀉
俗呼為傷食敗腹其人必噫氣如敗卵臭又云有脾氣
久虛不受飲食者食畢即腸鳴腹急盡下所食物纔方
寛快不食則無事俗名録食瀉經年累月又云傷於生
冷油膩停滯膈間脾氣不溫食難消化或多飧糯食及

一切非時難化之物又云傷食兼感風寒其證與前同
但添身疼一證俗謂之夾食傷寒
仁齋直指云外此則傷食一證失饑傷飽胃不能消心
腹膨脹所下酸臭可驗爲治法當究其感受之源然後
爲之固實不窒其源吾恐決潰四出莫知其終者矣雖
然脾胃合氣以消水穀水穀既分安有所謂泄
三因方云其如飲食生冷勞逸所傷此不內外因
古云飧泄者多是此證由其所食不化故也或由此而變

他證者亦有之或又有由胃元虛備成此證者大危
素問云脾病者身重善肌肉痿足不收行善瘈脚下痛虛則腹滿腸鳴飧泄食不化（藏氣法時論）又云食飲不節起居不時者陰受之陰受之則入五藏入五藏則䐜滿閉塞下為飧泄久為腸澼（太陰陽明論）又云怒則氣逆甚則嘔血及飧泄（舉痛論）又云清氣在下則生飧泄（陰陽應象大論）又云春傷於風夏生飧泄（同上）又云志有餘則腹脹飧泄（調經論）又云久風為飧泄（脈要精微論）又云歳木大過脾土受邪民

病飧泄食減腸鳴（氣交變大論）又云歲土不及民病飧泄霍亂（同）又云卑監之紀其病飧泄邪傷脾也（五常政大論）又云厥陰之勝胃脘當心而痛上支兩脇腸鳴飧泄少腹痛注下赤白甚則嘔吐鬲咽不通（至眞要大論）又云腸痺者數飲而出不得中氣喘爭時發飧泄（痺論）又云故冬不按蹻春不鼽衄云云冬不病痺厥飧泄而汗出也（金匱眞言論○按此一條考林億等新校正註則似屬剩文如是則不可舉用故附記）靈樞云嬰兒病其頭毛皆逆上者必死飧泄脉小者手足寒難已飧泄脉小

手足溫泄易已（論疾診尺篇）又云在腸胃之時賁響腹脹多寒則腸鳴飧泄食不化多熱則溏出糜（百病始生篇）又云夫中熱消癉則便寒寒中之屬則便熱胃中熱則消穀令人懸心善饑臍以上皮熱腸中熱則出黃如糜臍以下皮寒胃中寒則腹脹腸中寒則腸鳴飧泄（師傳篇）又云大腸脹者腸鳴而痛濯濯冬日重感于寒則飧泄不化（脹論）又云欬嘔腹脹且飧泄其脉絕是五逆也（玉版篇）又云飧泄取三陰（九鍼十二原篇）又云飧泄補三陰之上補陰陵泉皆

久留之熱行乃止（四時氣篇）又云是肝所生病者胸滿嘔逆飧泄狐疝遺溺閉癃（經脈篇）○以上素靈所論泛濫不得的實今略舉載以備考證須選擇其中善者一二取而用之可也

水泄者以瀉糞如水裏急窘迫大注射出滲漉有聲猶噴領水噴篩四散唧唧然頻併無度故稱水泄多是傷食泄或有毒物及用毒藥下之類有此證又有寒氣動疝腸氣為疝所壓犯不能泌別分滲水與糟粕而成此證者若之

暴傷而無內虛者雖使數十行而泄注止則已雖疲極
息至慎其復也易古人多混水穀痢水痢中
病源候論云新食竟取風名為胃風其狀惡風頭多汗
膈下塞不通食飲不下腹滿形瘦腹大失衣則䐜滿
則洞泄其洞泄者痢無度也若胃氣竭者痢絕則死
穀痢條又云宿寒之家其人常自患冷躡濕地若足踏凍
地或衣被薄皆發風下最惡何謂風下當風吹腰脇
氣微裏而暴下者難治見久冷痢條

外臺秘要所引文仲療因仲夏熱多令人發水穀痢腸中鳴轉一瀉五六升水見水穀痢條又廣濟療水痢及霍亂崔氏方同云冷痢食不消化及有白膿日夜無節度疑是冷悉主之見水痢條又肘後療水下痢色白食不消者為寒下見冷痢條備急葛氏亦同上同其他多是此類故不盡録

洞泄亦同水泄以其肛門洞開大泄瀉出猶無監門守衛不能制止出者也洞之無戸似之故稱洞泄亦多自[illegible]

泄或中毒物泄寒犯疝泄俱有此證

素問云是以春傷於風邪氣留連乃為洞泄（生氣通天論）又云長夏善病洞泄寒中故冬不按蹻長夏不病洞泄寒中（金匱眞言論）靈樞云腎脉小甚為洞泄（邪氣藏府病形篇）

酒泄者謂酒客飲酒毎晨起必泄瀉也此不因酒傷而成常度者也又有因傷酒成此證者凡酒客此證十有八九又有飲酒秘結者十中之一二耳蓋酒客之腸胃無日不有酒而毎晨泄出則酒氣剩水瀉去無餘故無大害若至

大府秘結則酒氣薫蒸腹内剩水泛溢周身内熱鬱煩燥渴腐爛諸證所以由出也是以酒客泄瀉者每鮮大害而及多飲久酒遂至傷腸胃成内損況且秘結者早受其害乎不可不愼也觀其傷酒泄者若不絶酒則雖藥治萬般而轉治轉敗終無底績故療之者宜首絶飲而後施法也

證治要訣云因傷於酒每晨起必瀉

明醫雜著云若飲酒便泄此酒積熱瀉也戴思恭王綸倶云因傷酒而泄瀉者也後言酒泄者皆本於此後世云酒積泄皆亦王啓之也○赤水玄珠以下皆有是目

張介賓曰、酒泄證、飲酒之人多有之、但酒有陰陽二性、人有陰陽二臟、而人多不能辨也、夫酒性本熱、酒質則寒、人但知酒有濕熱、而不知酒有寒濕也、故凡因酒而生濕熱者、因其性也、以蘗汁不滋陰、而悍氣生熱也、因酒而生寒濕者、因其質也、以性去質不去、而水留為寒也、何以辨之、常見人有陽強氣充、而善飲者、亦每多泄瀉、若一日不瀉、反云熱悶、蓋其隨飲隨瀉、則雖瀉不致傷氣、而得瀉反以去濕、此其先天稟厚、胃氣過人者也、最不易得、亦不多見、此而病者、是為陽證、不過宜清宜利、去其濕熱而病可愈也、若陽虛之人、則與此大異、蓋脾虛不能勝濕、而濕勝即能生寒、陽氣因寒、所以日敗、胃氣因濕、所以日虛、其證則形容漸羸、飲食漸減、或脉息見弦細、或口體常怯寒、或臍腹常有隱疼、或眩運常多困倦、或不安於五鼓、或加甚於秋冬、但無熱證可據、而常多飧泄者、則總屬虛寒也、凡若此者、若不速培陽氣、必致漸衰、而日以危矣、余於四旬之外、亦嘗病此數年其勢已急困偏求治法見朱丹溪曰因傷於酒每晨起必瀉者宜理中湯加葛根或吞酒蒸黃連丸王節齋曰飲酒便泄者此酒積熱瀉也宜加黃連茵蔯乾薑木香之屬薛立齋曰若酒濕未散脾氣未虛宜用此藥分利濕熱若濕熱已去中氣被傷宜用六君調補中氣又曰酒性大熱乃無形之物無形元氣受傷當用葛花解醒湯分消其濕凡此諸論若已盡之然朱王二家之說則不分寒熱皆用黃連是但知酒之有熱而不知酒之有寒烏足憑也惟薛氏之說雖亦云酒性大熱而所重在脾誠若善矣余因效之初服葛花解醒湯不効繼服六君子補中益氣湯又不効再服理中以至八味俱不効斯時也計窮力竭若無再生之望矣因潛思熟計料非峻補命門終無益也乃自製胃關煎右歸丸一炁丹等方以治其病仍絕口不飲以杜其源調理年餘竟得全愈○見景岳全書○此論酒性質寒熱鑿鑿矣去朱王就薛

其補癖之好也用峻補得效可疑也若令飲酒亦應不異於前特絶飲而後全愈此其所以非据藥也

鶩溏者謂瀉糞如水中有少結糞猶鶩之糞也此亦飧泄之類由腸胃元氣怠慢疲弱不能剋化水穀也比之飧泄猶之可也何則以有少結糞也蓋由結糞者前来腸胃所能剋化者而後之瀉糞包銜將出去也但為瀉糞多結糞少故得泄名差有痢疾意存焉須黙識暗察能知其眞也一名鴨溏以鶩與鴨同也

素問云陽明在泉主勝則腰重腹痛少腹生寒下為鶩溏（至眞要大論）又云歲火不及病鶩溏腹滿（氣交變大論）又云陽明司天燥淫所勝欬腹中鳴注泄鶩溏（至眞要大論）

金匱方論云肺水者其身腫小便難時時鴨溏

又云寸口脉沈而遲沈則為水遲則為寒寒水相搏趺陽脉伏水穀不化脾氣衰則鶩溏胃氣衰則身腫

保命集云有寒泄者大腹滿而泄又有鶩溏者是寒泄也鴨溏者大便如水中有少結糞者是也（古今醫統鶩瀉）

溏泄者謂糞如軟泥而不如水也素靈所説混合無別牡張仲景所言明白的實又曰濡泄者恐是此證此亦不得分曉

素問云厥陰司天風淫所勝民病胃脘當心而痛上支兩脇鬲咽不通飲食不下舌本強食則嘔冷泄腹脹溏泄瘕水閉（至眞要大論）又云少陰之勝嘔逆躁煩腹滿痛溏泄傳為赤沃（同上）又云陽明之勝左胠脇痛溏泄内為嗌塞外發㿗疝（同上）又云歳土太過病腹滿溏泄腸鳴（氣交變大

論、又云歲水太過病反腹滿腸鳴溏泄食不化（同上）又云、歲木不及民病中清胠脇痛少腹痛腸鳴溏泄（同上）又云、歲水不及民病腹滿身重濡泄（同上）又云濕勝則濡泄（六元正紀大論○按陰陽應象大論作濕勝則濡寫）又云足痿不收濡寫血溢（同上）又云太陽之勝寒入下焦傳為濡寫（至眞要大論）又云濕客下焦發而濡寫（同上一本作寫）靈樞云脾足太陰之脈是主脾所生病者舌本痛體不能動搖食不下煩心心下急痛溏瘕泄水閉黃疸不能臥（經脈篇）、傷寒論云陽明病若中寒不能食小便不利手足濈然汗出此欲作固瘕必大便初鞕後溏所以然者以胃中冷水穀不別故也○又云陽明病潮熱大便微鞕者可與大承氣湯不鞕者不與之若不大便六七日恐有燥屎欲知之法少與小承氣湯湯入腹中轉失氣者此有燥屎乃可攻之若不轉失氣者此但初頭鞕後必溏不可攻之攻之必脹滿不能食也○又云陽明病下之心中懊憹而煩胃中有燥屎者可攻腹微滿初頭鞕後必

溏不可攻之○得病二三日脉弱無太陽柴胡證煩躁心下鞕至四五日雖能食以小承氣湯少少與微和之令小安至六日與承氣湯一升若不大便六七日小便少者雖不能食但初頭鞕後必溏未定成鞕攻之必溏須小便利屎定鞕乃可攻之宜大承氣湯○又云凡用卮子湯病人舊微溏者不可與服之○又云太陽病過經十餘日心下溫溫欲吐而胷中痛大便反溏腹微滿鬱鬱微煩先此時自極吐下者與調胃承氣湯若不爾

者不可與但欲嘔胸中痛微溏者此非柴胡證以嘔故知極吐下也

由已上三五條有曰初頭鞕後必溏及微溏等語考之則見溏非水泄大泄但其鞕糞而泄也決然可知矣

中寒泄者謂外為寒濕之氣所壓腸胃氣疲不能勝之而泄瀉也居濕地當寒風涉冷水冒冬曉犯霜雪霧露而得之又有喫冷物飲冷水患之者其證或為水泄或為溏泄或為飧泄腹或痛或不痛腸鳴濯濯腰冷腹脹即素問所

謂泠泄是也。

素問云食則嘔泠泄腹脹（至真要大論）又云寒下（六元正紀大論）又云下清（同上）又云下泄清（厥論）又云食寒則泄（欬論）靈樞云冬月重感於寒即泄（邪氣藏府病形篇）又云四肢清泄（玉版篇）

挾熱泄者即仲景所謂協熱利是也。傷風寒證中多有之。乃見近世時行風寒疫必有此證。皆是帶虛之人也。其證有熱。當秘結而反泄瀉。猶云和熱而下也。蓋謂眞元溫氣必能剋化。必能泌別。必不為瀉。若盛熱則熯乾津液。必為燥結祕閉特非盛熱者不能燥之反作腐爛而成協熱猶天日熱氣甚烈則燥成乾物不甚而蒸則敗壞成爛物也其證腹不痛多溏泄間有腹痛者水泄者至尠若有血雜者極惡候

傷寒論云太陽病二三日不能臥但欲起心下必結脉微弱者此本有寒分也反下之若利止必作結胸未止者四日復下之此作協熱利也樓英曰四日復下之五字衍文也見醫學綱目

○又云太陽病下之其脉促不結胸者此為欲解也脉

浮者必結胸也脉緊者必咽痛脉弦者必兩脇拘急脉細數者頭痛未止脉沈緊者必欲嘔脉沈滑者協熱利脉浮滑者必下血○又云太陽病外證未除而數下之遂協熱而利利下不止心下痞鞕表裏不解者桂枝人參湯主之○又云若脉數不解而下不止必協熱而便膿血也

疝泄者謂由疝而泄瀉也蓋疝之蟠據也多在臍下○少腹腰間○臍之左右上下底裏○與腸隣比而斯疝日長月腄○

秉腸氣之倦怠從外歷犯侵侮之乃令腸氣不得平快動
作腸氣固怯懦矣不能奮起以振興徒事外禦差失自家
之職不能竭力於泌別外敵内怯且防且顧遂疲于奔命
漸漸懶弱自不得分利水與糟粕相混以降下而為瀉出
此謂之疝泄也其證多溏泄而非水泄間亦有水泄者腹
或痛或不痛有一日一二行者四五行者間有一日多一
日少行數不定者或晨朝必瀉者或昏夜必瀉者飲食如
常心事亦無不快意或半年一年乃至三五年者以其本

腸病而非胃家事也雖然日日如是不止則始則胃氣如
常化熟水穀運輸精粹於周身以糟粕剩水送下腸中後
則以腸胃元自一家雖胃氣亦俱疲弱化熟運輸不得如
故終乃成胃虛泄而斃也可不懼乎是故治此證專在未
至胃虛之先若以能食苦少輕視悠悠涉日不加謹治則
燎原之勢既成後悔何及焉此疝泄之所以不可不恐以
早加治療也又此證其初不覺甚苦故備慮不及于此而
漸漸至于延綿也醫人能知病機者猶且不致慎防況其

人乎所以病加深也又此證有與休息痢易混者但休息痢者必腹痛必便膿血若無膿血者決非休息痢即疝泄也以此為辨自判然矣詳見于休息痢條

按疝泄一證古人不言及焉在今視之此證甚多後世論之者亦不過配當經藏之常態固不足取也故今詳說其實以詔子弟

胃虛泄者謂胃元漸虛而泄瀉也胃元非無由而虛者也必有所害也蓋飽飯大嚼貪饞無厭充滿胃中內脹短氣

在青年猶且苦之雖然元氣剛强隨飽隨化能熟能運不有他異又無傷害雖間為宿滯及中傷有腹痛吐瀉之患而在一旦則既吐瀉之後復常不日無有餘患也饕餮不止積日累月及至壯年胃氣漸疲中傷旦暮化熟運輸無復如舊乃半化半熟而送下腸中腸氣亦同胃家月日疲弱泌別分利亦不似往遂乃合污下出終成泄瀉以其由胃家漸虛而瀉故謂之胃虛泄也此即泄瀉中之重患也化熟日日不及運輸日日不繼則身體漸見瘦瘠泌別、

利。日日不能。則小水不快。多通。瘦甚則皮肉枯索。不能襯密。溺少。則不滲之水泛濫。乃歸皮裏肉外之水分。稍見浮腫。至是時也。極危之候。難治之極。又有一等日間及上半夜無事。至夜半以後。睡夢中催逼。近曉必瀉一行者。間有二行三行者。以其早晨必潮瀉。故後世謂之五更瀉。即胃虛泄之近五更必潮瀉者。而非別證也。後世謂之腎泄。又曰脾腎泄。此謬名之最甚者也。泄瀉決是腸胃之事。非他所與。豈有自腎而瀉之理乎哉。妄鑿殊甚焉。

許叔微曰頃年有一親識每五更初欲曉時必溏痢一次如是數月有人云此名腎泄腎感陰氣而然（出本事方）

楊士瀛曰人皆以泄為脾恙而不知腎病有泄焉腎泄何如曰腹痛無定處似痢非痢骨弱面黧脚下時冷者是也（仁齋直指）

戴思恭曰但得日間上半夜無事近五更其瀉復作此病在腎俗呼脾腎泄（證治要訣）

張介賓曰腎泄證即前所謂眞陰不足證也每於五

之初或天將明時即洞泄數次有經月連年弗止者或暫愈而復作者或有痛者或有不痛者其故何也蓋腎爲胃關開竅於二陰所以二便之開閉皆腎臟之所主今腎中陽氣不足則命門火衰而陰寒獨盛故於子丑五更之後當陽氣未復陰氣盛極之時即令人洞泄不止也（景岳全書）

後世解五更泄者皆同此意雖有少不同亦無出于此外者故姑記張說使覽者知諸說妄鑿不足取也

結毒泄者謂結毒之人遂作泄瀉也蓋由瘀血結毒滯在周身表裏而腸胃之氣不能快暢乃遂惰于化熟泌別之職攻圍日密守禦難支以漸疲弱終成泄瀉此為結毒證中之虛候而昔人未言及焉故新立條目

小兒疳泄者謂疳兒久瀉也蓋其初由過愛多食或喫沙糖飴餳甜物或傷於生冷硬物油麪難化之食一旦暴下為大水泄當是之時雖劇易治以特係急傷元根未撼也飲食屢中且瀉且止悠悠度日不畏即慎遂啓纏綿之

終成久瀉難止之證可不懼乎其證有一日瀉一行者或有二三行至四五行者有腹痛者或有不痛者有屢饑好食渴引飲者或有食少不渴者漸及柴瘦骨立至此既為難治況加欬嗽晡熱脉數浮腫乎必死不治不待言也間有便膿血者故或稱休息痢或稱腸風臟毒並非也直是疳泄蓋似而非者也又有痢疾後成疳泄者此證間成休息痢者有之須詳問辨施治法勿令誤也千金方有疳濕痢條即是痢疾之屬而與此疳泄元不同候

西疑酉字



千金方云論曰凡疳濕之病皆由暑月多食肥濃油膩取冷眠睡之所得也禮云君子盛暑之月薄滋味無食肥濃煑餅此時以不利人也養生者宜深戒之不爾多患疳濕痢耳○又云疳濕下黑或云疳濕久下痢赤白或云疳痢不止或云疳蝕人諸處但是赤血痢久不瘥又云崔氏云晋代之地多生疳蝕人五藏通見脊骨下膿血手足煩疼四肢無力夜臥煩躁不安面失血色肩胛疼面及手足有浮氣或下血外臺秘要所引古今録驗又云疳濕痢

按外臺秘要有過按較字疑訛考

按本草綱目蟾蜍條引子母秘錄云小兒疳泄

外臺秘要所引必効方云冷疳痢古今録驗云五疳蒸下痢廣濟方云久患疳痢不差必効方云積久痢成疳又云痢物較後膿血或變純白或成魚腦五十日以上或一二年不差變成疳所下如泔澱又云久痢變成疳下部竅生惡瘡惡寒壯熱近効方云疳痢曉夜無度自漢至唐醫皆以泄瀉與痢疾混同論治故以上諸書泄痢錯雜分辨不明見者其揀擇而可也

在古素靈專稱泄

素問云胃脉虚則泄（脉要精微論）又云食寒則泄（風論）又云大腸小腸為泄（宣明五氣篇）又云泄利前後（玉機眞藏論）又云泄而脉大（同上）又云一陽發病少氣善欬善泄（陰陽別論）又云腹脹而泄（至眞要大論）又云固泄（同上）○（其他刺熱論、欬論、標本病傳論、平人氣象論、六元正紀大論亦同）靈樞云冬月重感於寒即泄（邪氣藏府病形篇）又云肺脉小甚為泄（同上）又云不汗出則泄（熱病篇）又云四肢清泄（玉版篇）又云脹且泄（師傳篇）又云泄少氣（論疾診尺篇）又云病泄脉洪大是二逆也（五禁篇又見病本篇）又云大泄（同上）又素問六元正紀大論有

嘔泄実○八十一難亦同

或曰洩○

素問云洩及便膿血脈要精微論○八十一難云大腹而洩

又曰後泄○

素問云尺寒脉細謂之後泄平人氣象論又云寒氣客於小腸小腸不得成聚故後泄腹痛矣舉痛論靈樞云春傷於風夏生後泄腸澼論疾診尺篇

虛泄○

素問云虛泄爲奪血（玉版論要篇）

氣泄。

又云上見欬唾下爲氣泄（玉機眞藏論）○又按靈樞癲狂篇云氣下泄

血泄。

又云四支解墮喘欬血泄血泄者脉急血無所行也（亦從容論）又云欬而血泄（至眞要大論）又云唾血血泄（同上）又云血溢血泄注下（氣交變大論）又云血溢泄不止（同上）○六元正紀大論等亦有血泄字。

泄注。

素問云、漿粥入胃、泄注止、則虛者活、身汗得後利、則實者活。玉機眞藏論、又云、泄注赤白。至眞要大論、又云、寒中腸鳴泄注。氣交變大論、○又云、流注。六元正紀大論云、血溢流注、

注泄。

又云、注泄赤白。又云、注泄鶩溏。又云、善注泄。並見至眞要大論、○又云、流泄。六元正紀大論云、流泄禁止、

注下。

又云、注下赤白、至眞要大論、○六元正紀大論亦同、又云、瞀鬱注下、又云、飲發注下、並見六元正紀大論、又云、血便注下、氣交變大論、又云、下沃赤白、至眞要大論、又云、腹滿痛溏泄、傳為赤沃、○此皆痢疾、

竅寫○

素問云、竅寫無度、至眞要大論、

暴注○

又云、暴注下迫、至眞要大論、又云、少陽所至、為暴注、六元正紀大論、

又云、下白溺白、至眞要大論、又六元正紀大論、有泄滿字、

便瀉

又云少腹堅滿數便瀉至真要大論

下利

又云寒至則堅否腹滿痛急下利之病生矣六元正紀大論又云其病吐利五常政大論

漏病

同上著至教論

以上皆是泄瀉而與痢疾混言者亦不少也秦越人始說

五泄

八十一難云泄凡有五其名不同有胃泄有脾泄有大腸泄有小腸泄有大瘕泄名曰後重胃泄者飲食不化色黃脾泄者腹脹滿泄注食即嘔吐逆大腸泄者食巳窘迫大便色白腸鳴切痛小腸泄者溲而便膿血少腹痛大瘕泄者裏急後重數至圊而不能便莖中痛（）滑壽本義引謝陳二氏曰謝氏謂小腸大瘕二泄今所謂痢疾也四明陳氏曰胃泄即飧泄也脾泄即濡泄也大腸泄即洞泄也小腸泄謂凡泄則小便先下而便血即血泄也大瘕泄即腸澼也（）趙獻可醫貫曰痢也

金匱玉函、作今、下同、令復作脉

腎泄也、可謂妄昧大謬矣、今按稱胃泄脾泄者、泄瀉也大腸泄小腸泄大瘕泄者、痢疾也以其始出五泄名目別說證狀使後世者流致瑣碎之費辨故一刀兩斷分明作二項以示要約之宗旨

至張仲景專稱下利以痢疾為主而泄瀉在內混同論治分辨不正

傷寒論云下利有微熱而渴脈弱者令自愈金匱方論同、又云下利脈數有微熱汗出令自愈設復緊為未解同上、又

金匱方論攷 有其字



云少陰病脉緊至七八日自下利脉暴微手足反溫脉緊反去者爲欲解也雖煩下利必自愈又云少陰病吐利手足不逆冷反發熱者不死脉不至者灸少陰七壯又云下利清穀不可攻表汗出必脹滿金匱方論同又云下利脉沈而遲其人面少赤身有微熱下利清穀者必鬱冒汗出而解病人必微厥所以然者其面戴陽下虛故也同上又云下利清穀裏寒外熱汗出而厥者通脉四逆湯主之同上又云既吐且利小便復利而大汗出下利清

穀內寒外熱脉微欲絕者四逆湯主之又云脉浮而遲表熱裏寒下利清穀者四逆湯主之又云少陰病下利清穀裏寒外熱手足厥逆脉微欲絕身反不惡寒其人面赤色或腹痛或乾嘔或咽痛或利止脉不出者通脉四逆湯主之又云傷寒醫下之續得下利清穀不止身疼痛者急當救裏後身疼痛清便自調者急當救表救裏宜四逆湯救表宜桂枝湯又云下利腹脹滿身體疼痛者先温其裏乃攻其表温裏四逆湯攻表桂枝湯

金匱方論同、又云太陽與陽明合病者必自下利葛根湯主之又云太陽與少陽合病自下利者與黃芩湯若嘔者黃芩加半夏生薑湯主之又云少陰病欲吐不吐心煩但欲寐五六日自利而渴者屬少陰也又云自利不渴者屬太陰以其藏有寒故也當溫之宜服四逆輩又云傷寒中風醫反下之其人下利日數十行穀不化腹中雷鳴心下痞鞕而滿乾嘔心煩不得安醫見心下痞謂病不盡復下之其痞益甚此非結熱但以胃中虛客氣

上逆故使鞕也甘草瀉心湯主之又云傷寒服湯藥下
利不止心下痞鞕服瀉心湯已復以他藥下之利不止
醫以理中與之利益甚理中者理中焦此利在下焦赤
石脂禹餘糧湯主之復利不止者當利其小便又云下
利脉大者虛也以其強下之故也設脉浮革因爾腸鳴
者屬當歸四逆湯主之又云少陰病下利六七日欬而
嘔渴心煩不得眠者猪苓湯主之又云少陰病二三日
不已至四五日腹痛小便不利四肢沈重疼痛自下利

者此為有水氣其人或欬或小便利或下利或嘔者眞武湯主之又云少陰病下利白通湯主之又云少陰病下利脉微者與白通湯利不止厥逆無脉乾嘔煩者白通加猪膽汁湯主之服湯脉暴出者死微續者生又云少陰病下利咽痛胸滿心煩者猪膚湯主之又云傷寒本自寒下醫復吐之寒格更逆吐下若食入口即吐乾薑黃連黄芩人參湯主之又云傷寒四五日腹中痛若轉氣下趣少腹者此欲自利也又云少陰病下利脉微

澁嘔而汗出必數更衣反少者當溫其上灸之又云下利後身疼痛清便自調者急當救表宜桂枝湯發汗又云下利後當便鞕鞕則能食者愈今反不能食到後經中頗能食復過一經能食過之一日當愈不愈者不屬陽明也又云下利後更煩按之心下濡者為虛煩也宜梔子豉湯又云下利後脉絕手足厥冷晬時脉還手足溫者生脉不還者死已上二條金匱要論同又云下利寸脉反浮數尺中自濇者必清膿血金匱方論同又云下利脉沈弦者

金匱方論今作令

金匱方論無少陰病三字

金匱本作重下



下重也脉大者為未止脉微弱數者為欲自止雖發熱不死（同上）又云下利脉數而渴者令自愈設不差必清膿血以有熱故也（同上）又云少陰病下利便膿血者可刺又云少陰病下利便膿血者桃花湯主之（金匱方論同）又云少陰病二三日至四五日腹滿小便不利下利不止便膿血者桃花湯主之又云熱利下重者白頭翁湯主之（金匱方論同）又云傷寒發熱口中勃勃氣出頭痛目黄衄不可制貪水者必嘔惡水者厥若下之咽中生瘡假令手足

金匱方論無兩字
又滑下有者字又無之字

温者必下重便膿血又云若脉數不解而下不止必恊熱而便膿血也又云少陰病四逆其人或欬或悸或小便不利或腹中痛或泄利下重者四逆散主之又云少陰病欬而下利讝語者被火氣刼故也小便必難以強責少陰汗也又云下利讝語者有燥屎也宜小承氣湯金匱方論同　又云下利欲飲水者以有熱故也白頭翁湯主之又云下利脉遲而滑者内實也利未欲止當下之宜大承氣湯金匱方論同　又云下利脉反滑當有所去下之乃

金匱方論鞕作堅

金匱方論差後作已差又日下有時字



愈宜大承氣湯同上又云下利三部脉皆平按之心下鞕者急下之宜大承氣湯同上又云下利不欲食者以有宿食故也當下之與大承氣湯又云下利差後至其年月日復發者以病不盡故也當下之宜大承氣湯金匱方論同又云傷寒先厥後發熱下利必自止而反汗出咽中痛者其喉為痺發熱無汗而利必自止若不止必便膿血便膿血者其喉不痺又云傷寒發熱四日厥反三日復熱四日厥少熱多其病當愈四日至七日熱不除者其

後必便膿血又云傷寒先厥後發熱而利者必自止見厥復利又云傷寒始發熱六日厥反九日而利凡厥利者當不能食今反能食者恐為除中食以索餅不發熱者知胃氣尚在必愈又云太陽中風下利嘔逆表解者乃可攻之又云傷寒發熱汗出不解心中痞鞕嘔吐而下利者大茈胡湯主之又云少陰病自利清水色純青心下必痛口乾燥者急下之宜大承氣湯又云趺陽脉大而緊者當即下利為難治又云假令下利寸口關上

尺中悉不見脉然尺中時一小見脉再舉頭者腎氣也若見損脉来至為難治　又云假令下利以胃中虚冷故令脉緊也又云傷寒發熱下利厥逆躁不得臥者死又云傷寒發熱下利至甚厥不止者死又云傷寒六七日不利便發熱而利其人汗出不止者死又云少陰病下利止而頭眩時時自冒者死又云少陰病吐利躁煩四逆者死又云下利手足厥冷無脉者灸之不温若脉不還反微喘者死金匱方論同　又云傷寒下利日十餘行脉反

實者死、又云、傷寒、其脉微澁者、本是霍亂、今是傷寒、却四五日至陰經上轉入陰必利、本嘔而下利者、不可治也、

金匱方論云、夫六府氣絶於外者、手足寒上氣脚縮、五藏氣絶於内者、利不禁、下甚者手足不仁、又云、下利脉反絃發熱身汗者自愈、又云、下利氣者、當利其小便、

已上傷寒金匱所説、皆以泄瀉與痢疾混同條論者、緊擧以備考證、而今雖不可詳、分而大畧前後別載、都在

覽者擇取耳

曾疑巢元方孫思邈王燾俱不立泄瀉門今而憶之皆承仲景之意而然也雖間有一二條所論而皆混痢疾中而無別門

病源候論千金方外臺秘要並無泄瀉門◯如病源候論傷寒病後胃氣不和利候婦人下利候小兒洞泄下利候千金方泄利不止條外臺秘要所引删繁方洞泄諸證即是泄瀉證也不暇一一舉載

迨宋以後。稍稍有辨別。如許叔微楊士瀛陳言之徒是也
本事方。立臟腑泄滑及諸痢門
仁齋直指。立泄瀉門。次立瀉痢門
三因方。立泄瀉門。曰古方泄利與滯下共為一門。千金
又以宿食不消在熱痢類門。類混濫。後學難明。不可甄
別也。○又次立滯下門
爾来遂成定格。凡自戴思恭劉純。以及明末清初諸醫家
諸方書。大畧皆並立泄瀉痢疾二門

證治要訣立溏泄門又立痢疾門○溏泄門曰冷瀉不言而喻熱亦能瀉者蓋冷瀉譬之鹽見火熱則凝冷則復消熱瀉譬之水寒則結氷熱則復化為水

玉機微義立滯下泄瀉二門

其他諸方書盡然不暇一一舉

其間有混論泄瀉痢疾者如劉完素張元素輩亦多

保命集有瀉論混言二證

宣明論立痢門亦混說之

其他此類頗多皆自仲景承來而然

蓋夏月泄瀉多成痢疾此以其內勢既成之後而泄瀉故致然耳況又以暑炎外薰乎若非內勢既成之後則雖傷食暴泄而止後無他異是知泄瀉自是泄瀉痢疾自是痢疾素有分辨雖然泄瀉而腹痛者必有痢摎常須知之勿誤處置此乃仲景以下混說二證者之所據而雖非無意亦有少不詳容故今從後世立例定泄瀉門若夫後世以冷熱內外濕痰為因造諸濫名

史記倉公云迴風之飲食下嗌

暑瀉○濕瀉○熱瀉○冷瀉○水泄○滑泄○

出仁齋直指○濕瀉又見保命集○冷瀉熱瀉暑瀉又

見證治要訣○後來皆同

暴瀉○久瀉○厥陰風泄○寒泄○

見保命集

滑洩○瀼瀉○

見王璆百一選方

直腸○

[illegible]後之病得之飽食而疾走卽是此證又云迴風者飲食下嚥而直出不留

證治要訣云藥食方入口而卽下者名曰直腸難治

## 氣瀉○

又云氣瀉腸鳴氣走胸膈痞悶腹急而痛瀉則稍可須臾又急亦有腹急氣塞而不通者此由中脘停滯氣不流轉水穀不分所致○此與素問所謂氣泄大不同而後世又因怒氣而發者謂氣泄則亦異矣張介賓曰氣泄證凡遇怒氣便作泄瀉者必先以怒時挾食致傷脾胃故但有所犯卽隨觸而發出景岳全書

燥泄○
出醫學綱目
晨泄　暴下○　酒泄○
王璽醫林集要云晨泄又名瀼泄
酒積泄○　實泄○
見赤水玄珠○此出王綸明醫雜著云酒積熱瀉
痰瀉○
出古今醫統證治準繩普渡慈航○此本朱震亨云痰

積泄瀉

痛瀉積瀉

見普渡慈航

脊脉瀉

出證治準繩

火瀉

出萬病回春○此本朱震亨云有濕有氣虛有火有痰

有食積

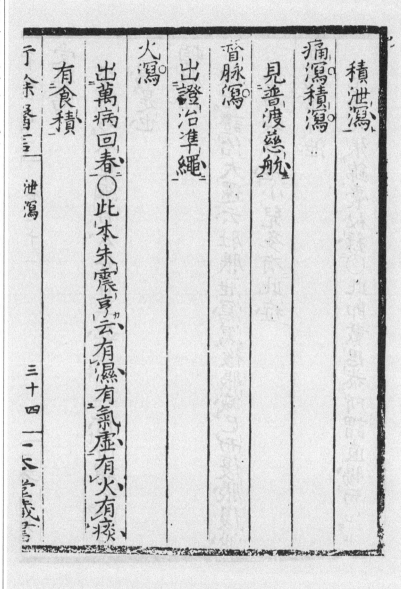

受肚瀉○

李時珍本草綱目云每日早起瀉一二行俗謂之受肚瀉是也

頓肚泄○

陳治證治大還云肚脹泄瀉瀉後脹減已而復脹復泄俗名頓肚泄小兒多有此症

直腸泄○肝泄○

見馮兆張錦囊秘録○此即戴思恭所謂直腸而

字以剽之耳又曰大瘕泄者即腎泄也大謬

瀼利。

同上云瀼痢肚大停積而又下飲食不爲肌膚氣臭而大便閉澁〇此即上所謂瀼泄也何得加疒以爲痢名乎

水恣。

保命集云假令渴引飲者是熱在膈上水多入則下鬲入胃中胃經本無熱不勝其水名曰水恣故使米穀一

時下

臓腑等。

百一選方謂泄瀉為臓腑，蓋從俗稱者耶。其言曰：治臓腑張璺升之傳。又曰：治臓腑葛檀密傳。又曰：滁州趙使君云：其女年甫周歲，忽苦臓腑，每所下如雞子黄者半盆許，數日間幾至百，往漸作驚風證。一士夫教以鍾乳粉二錢，棗肉和搜，令取意食之，不然，以濃煎棗湯調服亦可，以兒小，只用一錢，已平復矣。

或謂從風濕熱論

病機機要云臟腑瀉痢其證多種大低從風濕熱論是知寒少熱多寒則不能久也故曰暴瀉非陽久瀉非陰

或以久暴分陰陽

見上

或謂泄本屬濕類

明醫雜著云泄本屬濕然多因飲食不節致傷脾胃而作○此本王叔和云濕多成五泄

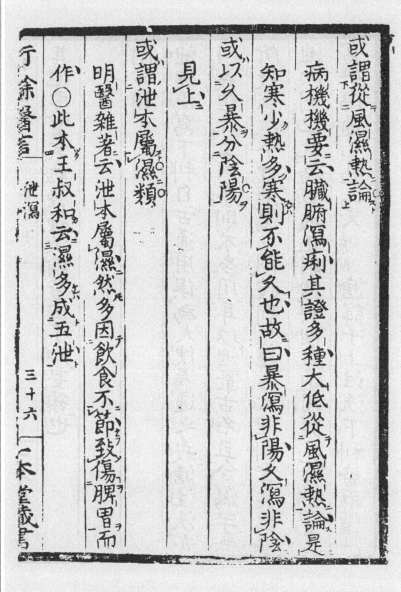

其他虛實寒熱種種泛論皆由不知要領也。

## 附字辨

泄洩瀉寫下利自古通用俱為大便漏通之義溏注沃亦同義但比上六字則不多用耳以泄最古名且合瀉字無所疑惑故今標泄瀉二門按劉熙釋名云泄利言其出漏泄而利也此為古義正解洩與泄古通用詳見于諸字書寫與瀉通已見上文素問溏詳于上注沃下利皆取灌注

瀉下之義但字書專為便瀉義者至少特字彙云六書正譌水名借為舒散之意別用洩乃私列切音屑然後世亦有與吐瀉之瀉通用者前漢嚴助傳夏月暑時歐泄霍亂之病相隨屬也註泄字又云司夜切吐瀉註瀉字按劉熙釋名云吐瀉也故揚豫以東謂瀉為吐也韻會小補引之又古今韻會云前漢嚴助傳夏月暑時歐泄霍亂之病相隨屬也注師古曰吐也弋制切韻會小補亦同此說誤矣蓋霍亂者謂上吐下瀉之苦也若以泄為吐則止嘔吐而已矣無

瀉下也。何得稱霍亂乎。（正字通云、方書泄瀉為注下之症、而康熙字典引楊子方言者大謬之至也、方言何有此語、觀此則字典所引、亦不可漫從也。）此皆專係瀉字。至泄字則不然。乃編字書者之疎失也。何也。素靈八十一難專用泄字。則不可謂非古義矣。特由字學者不考知古醫書也。原夫素靈專用泄字。（瀉注、溏泄、洩寫兼用、）至八十一難亦同（洩兼用、）張仲景改稱下利。混論泄瀉與痢疾。爾來晉南北唐宋皆從之。其後稍稍辨說。遂分二證。立兩門。詳見上文。不復贅也。其他諸字書所說。多是他義。煩雜易眩。故不悉舉。略取近易通者一二以便初學。按溏淖也，淖泥也。說文。又字林濡甚曰淖。正字通康熙字典俱引之。沃灌漑也。諸字書皆同。注灌也。說文。增韻水流射也。康熙字典引之餘同。下降也，自上而下也。諸字書皆同。利通也，順也。字彙。此皆轉用為大便漏出之義者，可以見也。而古醫書所用，元非借用，直正義耳。故先所謂諸字書無是解者，皆不免于疎失也。又疶字彙疶痢，或作㾄。正字通康熙字典俱同。一作痺。字彙疶也，充夜切。正字通云方書疶謂之瀉，通作寫。舊本改从車，音義竝非。已上三字俱僻，不用而可也。

行餘醫言　卷之十一

一本堂藏書

# 一本堂行餘醫言卷之十二

平安　香川修德太冲父　著

噎 烏結切音謁 又 益悉切音一

噎者食飲窒塞于咽嗌胸膈之間之謂也說文云飯窒也是也凡人有食入咽至膈之時窒塞而不得前却總稱曰噎但在常人則偶有之事而非疾耳若至五十以上每飡多噎者此乃為病即古今醫家所謂膈證是也膈雖古名靈樞云膈 出上膈篇根結篇本藏篇邪氣藏府病形篇等 素問謂之隔 出陰陽別論氣

厥論、六元正紀大論等。又作鬲、見大奇論、氣厥論、六元正紀大論等。

而推之則不通矣。何者、膈者胸下腹上、前當鳩尾、後當八椎、橫著左右肋邊、有一層之張膜、胸與腹猶樓上與樓下。以其遮隔胸腹之間、故謂之隔膜。其上際之地位謂之膈。膈即隔也。故唯云膈、猶單云胸、云腹、及云頭、云腳之類也。皆指形體地位而言之。今指形體地位為病名、則所不解也。故非謂膈噎、則不可為病名。亦猶非謂胸痺腹痛頭腳痺、則不可為病名也。可見所以膈之一字而不通甚。

世弊習千載訛以傳訛無一人辯其非者醫家之蒙昧無眼此類每多故今揭噎為本條在咽曰咽噎在胸曰胸噎在膈曰膈噎以其證在膈之部位而噎者十居八九故以膈噎為專稱也自巢元方以來又以噎與膈為二證立五膈五噎等名目後世由是益以派別支離徒費懸空之臆辨以噎為咽嗌之事膈為胸膈之事皆由不知名實字義之當否也殊不知膈是形體即胸膈膈膜地位之名噎是病狀即食飲窒塞之義元自判然明白非有可惑者何致

若斯蒙昧乎。此無他也。其源起於素靈。以膈之一字為病
名矣。況為咽膈上下陰陽氣血之論。區區以寒熱爭辯乎
古今醫家之陋習。大槩皆同。不足深責焉。
病源候論、有五膈五噎、詳見于下。外臺秘要、所引古今
録驗、延年秘録、集驗方、及和劑局方、三因方以下皆同、
羅天益又云、十膈、其後並稱五噎十膈、
李杲云、噎者、六腑之所生、陽也、氣也、塞者、五臟之所生、
陰也、血也、二者、皆由陰中伏陽而作也、出醫學發明

朱震亨云其槁在上近咽之下水飲可行食物難入間或可入入亦不多名之曰噎其槁在下與胃為近食雖可入難盡入胃良久復出名之曰膈亦曰反胃大便秘少若羊屎然名雖不同病出一體出局方發揮

陳言云五膈者此皆五情失度動氣傷神致陰陽不和結于胸膈之間病在膻中之下故名五膈若在咽嗌即名五噎又云五噎與五膈同但此在咽嗌故名五噎出三因方

楊士瀛云能飲食而能便下無斯病矣飲食不下而便秘則膈噎成焉蓋氣留於咽嗌者則成五噎結於胸膈者為五膈出仁齋直指

醫燈續焰云噎者食入不利或捱塞而下或胷痛而納其病在喉膈者食雖入膈或氣逆或滿悶或隱痛或得噯少寬或得吐反快其病在膈二疾多並見噎者必膈膈者必噎也噎固食道之事何於喉而噎矣其謂在喉者尤謬之甚也或為咽嗆者亦非也

錦囊秘録云噎之為病飲食到口咽喉之間噎嗌不下

隨即吐出自噎而轉故曰噎其槁在於吸門吸門者會厭之間也病在上焦多屬胃脘枯燥血液衰少是陰虧火旺之病也鬲之為病如飲食下咽至膈不能達下乃徐吐出自膈而轉故曰鬲此膈膜之膈而非隔截之隔也其槁在於賁門賁門者胃之上口也病在中焦多屬憂思恚怒以致痰氣鬱結於上膈或搆難釋之苦思而枯脾中之生意者是七情之病也丹溪曰惟男子年高者有之少無噎膈此似以噎為咽門其謬特甚若由蛆咽喻之咽相混云爾亦可謂謬誤矣

已上諸說皆分膈噎為二證其他雷同者不可縷舉均之悉由昧字義而然也膈元以一層厚膜張成隔障分界胸與腹故謂之膈即其地位之名而非病苦之義以在其所而噎謂之膈噎故非連續膈噎則不可為病名也且食之窒也或於咽或於胸或於膈均謂之噎何獨止於咽嗌哉故以噎為專在咽嗌者亦大謬也

夫噎者老人之所必有也古供鳩杖為是故也

後漢禮儀志民年七十者授杖以鳩鳥為飾註欲老人

如鳩不噎也此言鳩者不噎之鳥也人至五十以上元氣衰弱津液漸乾胃脘最先失潤而然也窮其所因則皆由久癥宿疝犯侮胃腑而胃中蒸騰之精液運輸日之涓滅滴耗荏苒歲月元津遂絶糧道自成噎證蓋食道胃脘者全體津液血精之初路門口也穀氣之精自是處略行運輸周身為津液為血精而涵養保續元氣者也苟糧道一絶則最初沿升之路徑先乾涸而無潤向之嬌嫩粘滑之地竟變強硬枯澁猶華囊被火而索

澤湯水食物俱難流下道路業已如是所仰以取給者將有何物之可倚賴城欲守而可得乎身欲不瘦而可得乎而後旬瘦月羸以至乎死及乎其久也雖癥疝亦失所蝕乃遂罷倦不動終與俱斃此必死不治之證俗間有膈有日死之語不必然也早晩由噎之輕重也唯就微萠之時用心治養或亦可免矣夫噎之萌也至微其始食飲少進口淡無味脉和緩心意無甚困或覺飲食至膈似刺入肌理或撞著胸膈之間或觸掠食道左右或食物挨擦漸下

或微窒微痛宛轉而下或食已屢噫或飡後頻噦或心胸中嘈雜如火烘或胸中隱痛或心中懊憹或食向咽口輙發咽噎或心胃不安得吐反快皆其漸也當是之時却想省事義味節養灼艾多用愼起臥絶情慾就靜而樂視可而施則生或可庶幾矣若夫既而食漸減少每飡咽膈心噎胸膈多痛或雖有時順利如始無患不日復噎湯茶浸漬之食益噎爲梗乾物反偶能下口多涎沫糞如兎矢小水淸利或加欬嗽或不嘔而吐其吐也雖食入胃中而爲

癥疝所推還遂倒翻而吐之或朝所飡者至暮夜吐之或晚間所食至翌早吐之此噎證中之胃反也中世以來以噎證胃反為一者誤也噎證中之胃反固不可治但胃反而不噎者多可救故吾門以噎證與胃反分為二條又有由食飲至胸膈之間窒塞不得前却胸痛心煩不安故以指探咽激嘔而吐之後纔快了者此亦不得已之策耳若屢噎者探吐亦不可為以其竟開胃反之端也又有因瘀血而噎者是證多胸痛後吐黑血又有吐鮮血者此亦瘀

證。又有老人不噎而食日少者。其腹非飽。又非滿。飲食無味。或有味。雖不食而無飢意。數日之間無一回欲食意思。漸就瘦削。元氣衰弱而死。此雖不噎。亦是證之屬耳。又有因蟲而噎者。意癥疝遠久。蟠據腸胃中之氣。鬱抑不暢。鬱久變成蒸熱。遂化生蟲。此蟲之所賴以活者。津液而已。今也日日吸蝕。蒸氣之絕。胃脘漸向枯涸。食物不順下。窒塞久而緫通。或不堪艱澁而蠶吐。殆同眞噎。而此本蟲之所為。審辨知是蟲噎。則可以殺蟲方治之。

俗間有釣鰷蟲法餌用乾藍葉或云淡乾溪鰛其說涉怪尤可疑焉○按靛治噎疾見張杲醫說引廣五行記而陳言三因方云廣五行記永徽中有僧維則病噎不能食語弟子曰吾死之後便可開吾胸喉視有何物言絶而卒弟子果開視胸中得一物形似魚而有兩頭遍體皆肉鱗弟子置器中跳躍不止戲以諸味皆隨化盡時夏中藍盛作澱有一僧以澱置器中此蟲遂遶器中走須臾化爲水此乃生瘕非五噎比後人因以藍治噎

誤矣。陳之言為尤是也。

世間又有以藍汁或醃鹹汁為奇藥。施是證者。偶取暫焉之快。則昧者往往錯謂此藥之所未到底。殊不知暫時取快之藥。猶諺云拂飯上蠅。拂去復聚。逐了隨來。徒自罷而無益耳。況真噎非蟲噎之可比。本是元氣源液漸漸虛耗以成是證。而非草藥之所可能治乎。而後世醫流妄議治法。漫處方劑。寒熱爭辨。紛紛滿紙。真噎豈伎術之所可能救哉。不思之甚矣。

張從政云病派之分自巢氏始也病失其本亦自巢氏始也何者老子曰少則得多則惑且俗謂噎食一證在内經若無多語惟曰三陽結謂之膈三陽者謂大腸小腸膀胱也結謂結熱也小腸熱結則血脉燥大腸熱結則後不圊膀胱熱結則津液涸三陽既結則前後閟塞下既不通必反上行此所以噎食不下縱下而復出也謂胃為水穀之海日受其新以易其陳一日一便乃常度也今病噎者三日五日或五七日不便是乖其度

亦明豈非三陽俱結於下廣腸枯涸所食之物為咽所
拒縱入大倉還出咽嗌此陽火不下推而上行也六節
藏象云人迎四盛以上為格陽王太僕云陽盛之極故
隔拒而食不得入正理論曰格則吐逆故隔亦當為格
後世強分為五噎謂氣憂食思勞也後又分為十膈五
噎其派既多其惑滋甚人之溢食初未必遽然也初或
傷酒食或冒熱欲吐或冒風欲吐醫氏不察本源火裏
燒薑湯中煮桂丁香未已豆蔻繼之蓽撥未已胡椒繼

之雖曰和胃胃本不寒雖曰補胃胃本不虛設如傷飲
止可逐飲設如傷食止可逐食豈可言虛便將熱補素
問無者於法尚非素熱之人三陽必結三陽既結食必
上潮醫氏猶云胃寒不納燔鍼鑽肉炷艾灼肌背楚蕩
千三陽熱結分明一句到了難從不過抽薪最為緊要
揚湯止沸愈急愈增歲月彌深為醫所誤或云憂恚
氣結亦可下乎余曰憂恚礚礴便同火鬱太倉公見此
皆下法廢以來千年不復今代劉河間治膈氣噎呑

承氣三湯獨超近代今用藥者不明主使如病風狂譫囈哂及觀其効猶昧本源既懶問咨妄興非毀令予不恤姑示後人（詳見儒門事親斥十膈五噎浪分支泒跡文長故畧書）按素問通稱一陽少陽二陽陽明三陽太陽此固決定之說無有異論照篇內前後例莫不皆然且王冰註云三陽結謂小腸膀胱熱結也若張從政非不素見是解唯欲立一箇見識誤以三陽為三物強辨鑿說過費冗論三陽既如此其他自不得不偏也後世多取是說故擧而辨焉

朱震亨云夫氣之初病也其端甚微或因些少飲食不謹或外冒風雨或內感七情或食味過厚偏助陽氣積成膈熱或資禀充實表密無汗或性急易怒火炎上以致津液不行清濁相干氣為之病或痞或痛不思食或噫腐氣或吞酸或嘈雜或膨滿不求原本便認為寒遽以辛香燥熱之劑投之數貼時暫得快以為神方厚味仍前不節七情反復相仍舊病被劫暫開濁液易於攢聚或半月或一月前證復作如此延蔓自氣成積自積

成痰此為痰為飲為呑酸之由也良工未遇繆藥又行痰挾瘀血遂成窠囊此為痞為痛嘔吐為噎膈反胃之次第也飲食湯液滯泥不行滲道蹇澁大便或秘或濇下失傳化中焦愈停醫者不察猶執為冷翻思前藥隨手得快至此賓主皆恨藥欠燥熱顒伺久服可以溫脾壯胃消積行氣以冀一旦豁然之效不思胃為水穀之海多血多氣清和則能受脾為消化之氣清和則能運今以得香熱之偏助氣血沸騰其始也胃液凝聚無所

容受其久也脾氣耗散傳化漸遲其有胃熱易飢急於得食脾傷不磨鬱積成痛醫者猶曰虛而積寒非尋常草木可療徑以烏附助佐丹劑專意服餌積而久也血液俱耗胃脘乾槁其槁在上近咽之下水飲可行食物難入間或可入亦不多名之曰噎其槁在下與胃為近食雖可入難盡入胃良久復出名之曰膈亦曰反胃大便秘少若羊屎然名雖不同病出一體或曰千金諸方治噎膈反胃未嘗廢薑桂等劑何吾子之多言也予曰

氣之鬱滯久留清道非借香熱不足以行然悉有大柴石膏竹茹苡消澤瀉前胡朴消伏苓黃芩蘆根栝樓等藥為之佐使其始則同其終則異病邪易伏其病自安或曰胃脘乾槁者古方果可治乎將他有要捷之法者或可補前人之未發者乎予曰古方用人參以補肺御米以解毒竹瀝以清痰乾薑以養血粟米以實胃蜜水以潤燥薑以去穢正是此意張雞峯亦曰噎當是神思間病惟內觀自養可以治之此言深中病情而施治之

法亦為近理夫噎病生於血乾夫血陰氣也陰主靜內外兩靜則臟腑之火不起而金水二氣有養陰血自生腸胃津潤傳化合宜何噎之有或者又曰古方之治膈反胃未有不言寒者子何不思之甚予曰古人著必為當時抱病者設也其人實因於寒故用之而得然後人遂録以為矜式不比局方泛編成書使天下後世之人凡有此證者率遵守之以為定法而專以香熱為用也雖然挾寒者亦或有之但今人之染此病率因

氣久滯醫藥傳變而成其爲無寒也明矣出局方發揮此亦區區於寒熱之爭辨與張從政不異但張也由其偏見失之太峻劉純已非之玉機微義云此論三陽結爲膈病乃闢世俗言胃冷用熱藥之誤可謂明矣但用藥專指承氣而言則失之太峻朱也噎病生於血乾一句其見到底故有用牛乳等之法頗優於諸氏婁英已稱之醫學綱目云按運氣皆以嗌塞生於燥嗌塞者噎病也丹溪皆以噎病生於血槁血槁則燥矣得病情合經旨者丹溪一人也若其治一匠者此全係酒色過度耗損所致雖然青年之人恰同頻虛治療不難何同於老人漸衰必

死之噎乎以此為噎證治驗者猶似未認得真物也此之吾門之精擇猶淺淺哉局方發揮云台州治一匠者年近二十勤於工作而有艾妻且喜酒其面白其脉濇重則大而無力乃令謝去工作臥於牛家取新温牛乳細飲之每頓盡一杯一晝夜可飲五七次盡却食物以漸而至八九次半月大便潤月餘而安然或口乾蓋酒毒未解間飲甘蔗汁少許

趙獻可云丹溪之論甚妙但噎膈翻胃分別欠明余獨喜其火熱炎上之化腎有生水之漸二句深中病源惜其見尤未真以潤血為主而不直探乎腎中先天之原故其立方以四物中牛羊乳之類加之竹瀝韭汁

化瘀皆治標而不治本也豈知內經原無多語唯曰三陽結謂之隔三陽者太陽小腸膀胱也結謂結熱也三陽何以致結熱皆腎之病也蓋腎主五液又腎主大小便腎與膀胱為一臟一腑腎水既乾陽火偏盛熬煎津液三陽熱結則前後閉澀下既不通必反于上直犯清道上冲吸門喉咽所以噎食不下也何為水飲可入食物難下蓋食入于陰長氣于陽反引動胃口之火故難入水者陰類也同氣相投故可入口吐白沫者所飲之

水沸而上騰也糞如羊屎者食入者必渣滓消盡腸亦乾小而不寬大也此症多是男子年高五十已外得之又必其人不絶色慾潛問其由又諱疾忌醫曰近来心事不美多有鬱氣而然予意鬱固有之或以鬱故而為消愁解悶之事不能無也此十有八九亦不必深辯但老人天眞已絶只有孤陽只以養陰為主若曰温胃胃本不寒若曰補胃胃不虛若曰開鬱香燥之品適以助火局方發揮已有明訓河間劉氏下以承氣鹹寒[illegible]

津液愈竭無如補陰燄炎自滅世俗不明余特詳揭
氏醫貫此亦襲張從政三陽之謬雖不足深責而以彼背
其所據信之素問故舉而辨之耳但其言先天之原者
全陷宋明理學之窠臼明末清初之醫流多為是說是
故其論似深實是過鑿喔喔空言惑亂聽聞所以可痛
拒排而不可取信也嗚呼膈噎何關于腎哉此唯胃之
疾耳胃既失養則豈止腎哉大凡諸臟諸腑四肢百骸
上下內外運輸不繼日滋衰弱終至都斃此必由有一

癥塊蟠據乎膈下胃外為胃敵絶糧道故胃城難保中壘不守欲不陷而可得乎此膈噎之證狀也癥塊亦豈腎之所為乎此決因全體元氣運行之懶滯而然也明白的實無復可惑不是之知妄為先天腎原之空論主張溫補勸奬養陰人參地黄朝服暮飲欲補元氣反傷元氣不徒無益反成患害延及吾邦近時俗習咸覆轍此後世醫人之所以益拙而終陷於賣藥者流也

張介賓云噎膈反胃二證丹溪謂其名雖不同病出

體若乎似矣然而實有不同也蓋反胃者食猶能入而反出故曰反胃噎膈者隔塞不通食不能下故曰噎膈食入反出者以陽虛不能化也可補可溫其治猶易食不得下者以氣結不能行也或開或助治有兩難此其輕重之有不同也且凡病反胃者多能食病噎膈者不能食故噎膈之病病於胸臆上焦而反胃之病則病於中下二焦此其見證之有不同也此其證候既有不同故診治亦當分類也又云噎膈證多有便結不通者

内經曰三陽結謂之膈張子和曰云云愚按此說則大不為然夫結之為義内經原非言熱如本篇曰陰陽結邪多陰少陽曰石水又舉痛論曰思則氣結是豈以結為熱耶且熱則流通寒則凝結此自陰陽之至理故凡霜凝氷結惟寒冽有之而熱則無也此天道之顯然可見者人身陰陽之理無非是耳惟人不能知所以多誤也剏内經之言三陽結者乃止言小腸膀胱全與六腸無渉蓋三陽者太陽也手太陽小腸也足太陽膀胱

小腸屬火膀胱屬水火不化則陽氣不行而傳導失職水不化則陰氣不行而清濁不分此皆致結之由也子和不察而遂以三陽之結盡言為熱以致後世悉傳為火豈理也哉又云噎膈證古人多認為寒自劉河間治膈氣噎食用承氣三湯張子和以三陽之結盡論為熱且云人之溢食云云余味此言不能無惑蓋噎膈由於枯槁本非實熱之證承氣三湯尚可用乎此河間之見有弗確也矧酒肉過多者未必遂成噎膈而噎膈之病

又豈皆素熱之人乎此子和之見有未然自後丹溪遂承二子之説而大辟局方之非謂云云此丹溪之説也使後人見之無不以為至論即余初年亦未嘗不加欽服而今則日見其非矣何也試觀所叙病原其有然者有不然者顧難縷指而辨也第以此證而力指為熱能無謬乎且既云燥熱之劑隨手得快則固非無効也夫燥熱已能奏効豈眞火證而燥熱能効乎若謂厚味七情仍前不節以致愈而復作此誰之咎也而亦可歸之

藥誤乎又如脾胃清和能受能運之説此實至理詎云然第余之所謂清和者則與丹溪不同抑又何也蓋丹溪所言者惟恐火之盛余之所言者惟恐陽之衰異同若此人將爲信夫天人之所同賴者惟此陽氣而已人之所賴以生者亦惟此耳故人於飲食朝入口而午化盡午入胃而暮化盡此其中焦之熱亦何異大烹之鼎必如是者纔是清和是即平人之常乃正所爲胃氣也使朝食而午不飢午食而晚不飢飲食化遲便是陽

虧之候而判乎全不能行全不能化者醫且猶云有火豈必幷此化源盡行撲滅而後可亦堪嗟矣出景岳全書

斥劉張朱三氏之非其論甚明且辨矣而若其命門真陰益火源助化功之說竟與趙獻可同其伎倆則自吾門觀之終不免熱虛寒補俱歸偏執而同治笑人倮體且全編妄謂某方可治膈某藥可愈噎而未嘗見一條有謂不可治不可愈者此不但張介賓大槩後世醫人之著書慭依樣畫胡盧亦皆無出範圍開隻眼脫方之

者流之陋套、究竟由不知膈噎是必死不治之疾、非
物之所能治、而強立議論、妄處方劑、煩冗猥瑣、醜態可
嘔、於是乎益可以見其無實之言、無試之方、盡非真造
真得、決然明矣。

其謂年高者不可治。糞如羊屎者、痰如蟹沫者、腹痛如刀
割者、皆不治。治者必然、不須言也。雖其微萌之時、而治養得
活者。千萬人中之一二耳。四十年來予唯見二三人。其餘
未嘗有也。後醫所言。皆是虛談、不可信也。特雞蚤張說、雖

畧有所見而至于其論則含糊不決慒爲不足讀矣
張説云此病不在外不在内不屬冷不屬熱不是實不是虚所以藥難取効此病縁憂思恚怒動氣傷神氣積於内氣動則諸證悉見氣靜疾候稍平手捫之而不得疾之所在目視之而不知色之所因耳聽之而不知音之所發故鍼灸服藥皆不獲効此乃神意間病也頃京師一士人家有此證勸令淨觀内外將一切用心力事委之他人服藥方得見効若不如此恐卒不能安但依

此戒兼之灼艾膏肓與四花穴及服此三藥可以必
雞峯方 張杲醫說○見此證因內藏而虛而然也固非外邪況亢
實而有此乎而冷熱隨在自見其明不須辨焉而其造
不在內不是虛等懵懂之語何耶尤可怪也
凡其父母患噎證者其子亦必患之得免者希如痳證哮
證癲癇亦然○又有臟液外漏胃脘乾槁而成噎證者○
曾視一人年向五十形肉肥厚元氣壯健質朴謹身固
非酒客晨夜不怠生財家道殆足一日來請診云二三

月来食則善噫雖非所甚困恐他日或成膈噎故拜謁

脉之沈緩和平按腹則全肚豐滿唯大塊在中脘弦急

如噫人之腹予乃疑以是健夫肥人有是塊而噫者何

耶是人曾識予多灸効懇請點穴及俠背下指皮上粘

滑膩液如流似塗油狀益疑問之乃曰某自青年身軀

多膩衣常如汗潤浴則湯水白如稀泔盤面迸珠似油

浮水予始悟謂是人膩液外漏内反乾燥故胃脘涸渋

漸成噫證耳中脘大塊其所積累也久矣宜乎篤疾之

催也終決死期果經五六十日而死
又有壯年之人噎同老人者此人深好內斲喪大過精液乾涸之所成證屬難治宜絶欲息想艾火溫外厚味潤內節慎靜養或可以治十之五六苟不守禁者不治大凡噎證多著不飲酒人在酒客者十有三四耳蟲噎中年之人亦有患之婦人尤多凡患噎證人其腹可逆知也四十以上按其腹中脘有堅癥任脉弦急上至鳩尾下至臍一道如巨絙按之不撓堅直而高左右低陥者是也有是診者

後必成噎證當是之時猶未一回噎灼艾温外熊膽丸藥調內絕欲省事靜養不怠則或可免此證也腹診有之者多見不免治養者至鮮矣素問始云隔

陰陽別論云三陽結謂之隔又同篇內別單曰隔此單稱隔之肇也尤屬不通後世恍然不知其謬何耶又見通評虛實論生氣通天論

隔中　胃脘隔

素問又云氣厥論又云食不能下者胃脘隔也評熱病論

否隔

同上六元正紀大論

又作鬲。

同上大奇論云鬲偏枯又氣厥論有鬲消及鬲腸不便等字至眞要大論作隔腸不便又至眞要大論云飲食不下鬲咽不通又五常政大論云鬲不通靈樞作膈咽不通邪氣藏府病形篇又四時氣篇作膈塞不通則隔

膈鬲三字相通用按素問刺熱論有鬲上實疑是亦上膈之意

靈樞又謂上膈。

上膈篇云氣為上膈者食飲入而還出

膈中〇

靈樞又云、脾脉微急爲膈中、食飲入而還出、後沃沫、邪氣藏府病形篇　又見本藏篇

膈洞〇

又云、太陰根於隱白、結於太倉、太陰爲開、故開折則倉廩無所輸膈洞、膈洞者、取之太陰、根結篇　又云、腎脉微緩爲洞、洞者食不化、下嗌還出、邪氣藏府病形篇　婁英引之、以爲膈吐之義、張介賓亦從焉、唯馬蒔爲膈證洞泄者、誤矣、

以上三名俱謂噎證中之翻胃吐食者也

下膈。

又云氣為上膈者食飲入而還出余已知之矣蟲為下膈下膈者食晬時乃出余未得其意願卒聞之曰喜怒不適食飲不節寒溫不時則寒汁流於腸中流於腸中則蟲寒蟲寒則積聚守於下管則腸胃充郭衛氣不營邪氣居之人食則蟲上食蟲上食則下管虛下管虛則邪氣勝之積聚以留留則癰成癰成則下管約其癰在

管內者，即而痛深其癰在外者，則癰外而痛浮，癰上皮熱。○今詳考上文，喜怒不適以下，言蟲久遂鬱蒸熱生胃脘癰之事，而全非蟲噎之答語矣。馬蒔張介賓以下瀉其說，牽強謬解，以癰為壅，何其昧乎。觀其大癰乃潰微，按其癰，癰上皮熱等字，自可見矣。以其非蟲噎之說，故附書以辨焉。○按靈樞官能篇云，膈有上下，知其氣所在，即上膈下膈也。註者為膈膜者，非也。

其他如痺膈。

見靈樞經脉篇

氣高○

見史記倉公傳

卒噎○

出名醫別録春杵頭細糠條○肘後方云卒食噎此只言一時卒然之噎耳非膈噎證

噎○

始見病源候論云夫陰陽不和則三焦隔絶三焦隔絶

則津液不利故令氣塞不調理也是以成噎此由憂恚

所致憂恚則氣結氣結則不宣流使噎噎者噎塞不通也按靈樞刺節真邪篇云餡不得息餡古噎字固不為病名多似咽喰之咽傷寒論亦同此意

五噎○

又云夫五噎謂一曰氣噎二曰憂噎三曰食噎四曰勞噎五曰思噎雖有五名皆由陰陽不和三焦隔絕津液不行憂恚嗔怒所生謂之五噎外臺秘要所引古今錄驗亦同後世本事方三因方以下五噎皆本于此

五膈氣○

又云五鬲氣者謂憂鬲恚鬲氣鬲寒鬲熱鬲也憂鬲之病胸中氣結煩悶津液不通飲食不下羸瘦不為氣力恚鬲之為病心下苦實滿噫輙酢心食不消心下積結牢在胃中大小便不利氣鬲之為病胸脇逆滿咽塞胸鬲不通噫聞食臭寒鬲之為病心腹脹滿欬逆腹上苦冷雷鳴繞臍痛食不消不能食肥熱鬲之為病藏有熱氣五心中熱口中爛生瘡骨煩四支重脣口乾燥身體頭面手足或熱腰背皆疼痛胸痺引背食不消不能多食羸瘦少氣及癖也此是方家所說五鬲形證也傷動陽氣致陰陽不和而所藏生病結於胸鬲之間故稱為鬲氣衆方說五鬲互有不同但傷動之由有五故云五鬲氣

五膈○

千金方五膈圓治憂膈氣膈食膈飲膈勞膈五病同樂

服又外臺秘要所引延年秘録古今録驗集驗方等五膈謂憂膈氣膈食膈寒膈飲膈後世三因方五膈謂憂思怒喜恐也其他後世所稱盡不過此三樣之目

十膈○

羅天益衛生寶鑑十膈氣散專治十般膈氣冷膈風膈氣膈伏膈熱膈悲膈水膈食膈喜膈皆病源也

膈氣○

見和劑局方本事方亦云膈氣又有噎氣字多與噫氣混可疑

又有噎瘯、瘯噎等字

食噎○

見病源候論、又千金方

酒膈○

見源病式

痰膈○

見萬病衡要

澁飯病○

李時珍本艸綱目淋石條云噎病吐食俗名滿飯病演識
器

膏肓○

肘後方云膈中之病名曰膏肓湯丸徑過針灸不及所以作丸含之令氣勢得相燻染有五膈丸方又外臺秘要引備急方云云同是方後云千金肘后文仲同○古人總稱篤疾為膏肓也皆本于左傳

名稱彌多迷惑益甚○而要之本唯一而已矣○岐而多之

由不知本故也古又有氣噎病源候論千金方及外臺秘要所引深師方廣濟方集驗方救急方皆云

此本一時卒病即後世咽噎也由咽噎相通而誤耳非噎證之噎也又以近似者皆為此證者亦誇多端之意也如

嗌塞

醫學綱目云按運氣皆以嗌塞生於燥嗌塞者噎病也丹溪皆以噎病生於血槁血槁則燥矣此亦婁英之誤

也嗌塞卽咽噎也以咽噎而欬故素問兼欬而言之六元正紀大論陽明司天民病欬嗌塞至眞要大論陽明之勝胸中不便嗌塞而欬可以見也

食痺是也。

婁英又以此加胃反中按素問此亦言一時之疾也至眞要大論云食痺而吐脉要精微論亦有食痺字

又以關格爲此證之屬者太非也。

趙獻可醫貫馮兆張錦囊秘録等皆然馬蒔張介賓並辨其非。

蓋噎證者小便清利而關格者不得小便也案在嘔吐條

古方又有醋噎見外臺秘要所引集驗方和劑局方又此作噂醋千金方作酢咽又作噫酢咽亦噫酸之誤也孫文胤又出鼠噎益異名之僻者耳

丹臺玉案云有所謂鼠噎者見人即不食背人即私食之乃食鼠殘中毒所致此證特婦人偶有之由其嬌媚傲惰猜忌嫉妬憂恚悲思偏惡愚暗之性間致如是態耳竟非噎證之事也

又後世醫書多稱噎膈此以五噎五膈咽喉為噎胸膈為

膈為言則不可用也稱膈噎則不妨矣此由膈邊食室而
言之猶云胸痹腹痛類也若以食室塞於膈間言之則可
恕矣亦猶以食反自胃謂之反胃尚可恕也此亦不如以
食自胃而反吐謂之胃反之允當也
又本草綱目出魚哽噎此亦一時骨鯁耳終非可作稱也
鸕鷀翅羽條云燒灰水服半錢治魚哽噎即愈出太平御覽

附字辨

膈字失當既詳于前膈鬲隔三字古相通用見正字通康熙字典等又徐春甫古今醫統作嗝凡其所引古書皆改作嗝此有疑膈一字難為病名而然耶今按嗝諸字書皆云雞鳴與噎無涉然則嗝字决不可用矣若併稱膈噎則不妨矣不如謂噎證為是噎一作饐靈樞作餲傷寒論亦同並言一時之患狀非為病名間與咽喰狀相混以咽噎古相通也傷寒論云餲稍近噦意噎已詳于上文說文飯窒也一言極盡之按詩王風行邁靡靡中心如噎康熙字

典引之云傳噎憂不能息疏噎者咽喉蔽塞之名此傳意為得之疏謂咽喉非也蓋中心者胸臆中也人有憂愁悲哀哭泣涕淚則心胸窒塞氣息難通謂之中心如噎吾邦俗諺所謂胸窒甚當是意又字彙云食窒氣不通也且解詩謂憂深不能喘息如噎然是也古又與咽混亦已詳于上咽即咽喻詳見下條

## 咽嗆

咽一結切音謁
嗆千羊切音鏘

咽平聲讀為咽喉之咽入聲讀為咽嗆之咽咽噎相似而咽者喉門氣道之事而噎者咽門食道之疾且以窒塞為義故說文云飯窒也唯咽未明夫平人開口則舌本會厭前縮氣道大開斯氣升降出入無毫妨礙閉口則舌貼上腭會厭蓋覆氣道飲食津液一路注下食道胃脘若急遽飲食會厭未及蓋氣道則飲食欲錯行陷入氣道氣道唯有氣之升降無物之出入苟有物將入氣道則內氣格搏

噴吐成嗽上彈鼻竅水食錯路遂出鼻口此謂之咽喉口猶未清僅遺半米兒水食則氣道不快極嗽謦欬至全無而止也雖其閉口飲食之間而斯氣升降鼻息無止者以會厭左右有上旁通兩鼻竅之路徑也又悲哀哭泣涕淚頻出以鼻吸入涕汁錯落喉口則咽入咽口則噎蓋憂愁鬱閉氣息難通故咽噎並至蓋古雖咽噎相通而後漢書分明曰祝哽在前祝噎在後則哽即咽而噴息之義噎即窒而壅塞之義可以見矣

按正字通通作噎養老之禮祝哽在前祝噎在後又韋莊詩蜂簇野花吟細韻蟬移高柳咽殘聲孟郊詩含情兩相向欲語氣先咽又激石泉聲清寄枝風笑咽又康熙字典云集韻聲塞漢隴頭歌隴頭流水嗚聲幽咽觀此數者緣是而黙察深味之則咽字之意義可以想見其梗槩也

又今有人縮項伸喉極力仰天張口須臾則津唾自流陥入喉門亦咽此故作耳竟非疾也又有蠱結毒者黴瘡餘

毒浸淫漸濃終歸會厭會厭蓄毒日久為瘀惡所傷或糜爛或短小剋缺而不足以蓋喉口故發咽遂乃水食俱噎出鼻竅不能注下嗌門甚則飲食竟廢而命終矣此咽噲中之危候也此全係結毒非用治結毒劑則不治詳見黴瘡門世醫多不識其因槩做咽喉病用桔梗等藥百無一効宜乎中世又有氣噎之名誤矣此非噎卽咽也詳見噎條中又稱胃咽

見李時珍本艸綱目通脫木主治蘇頌云

又有狗咽

病源候論云喉内忽有氣結塞不通世謂之狗咽此由風熱所作與喉痹之狀相似但俗云誤呑狗毛所作又云治此病者以一摶飯共狗分食便瘥所以謂之狗咽（本艸綱目大蒜附方引聖惠方云狗咽氣塞喘息不通須臾欲絶）今按此咽喉之咽而非咽嗆之咽巢氏收之咽喉病中宜也

又痘瘡有水嗆證

管橓保赤全書云喉之竅若管籥然痘之初出細小不

覺及肌表之痘成漿則內痘亦成漿而其毒壅於會厭門然是門乃飲食所進之處故飲湯水不易進納則溢入氣喉而發嗆也若穀食有查自能咽下非如水溢以犯氣道矣

此當痘之既出成漿也由內痘漸腫會厭所出之痘亦腫會厭不得為之柔軟而不能全然掩盡氣道故發咽嗆耳後嗆應自止唯宜用雞卵蜜水類潤之柔之不足為大害也古今未曾舉論咽嗆故今於噎後詳說

## 附字辨

咽說文止嗌義耳韻會殻塞也又云增韻附出噎字下誤今依禮韻别出是也又古與噎相混誤矣已詳于上究竟咽者喉口噴出之氣聲噎者自咽門至膈之間飯食窒塞之義如此分辨則明明白白自無所惑又與哽近亦詳上文哽亦咽也字書哽咽悲塞此亦與噎混說自韻會云咽塞来唯噲字不明即後世俗間之字義也字彙云玉篇鳥食又俗云喉中作噲即此字此即咽噲義但為咽有數音

義易誤認故今合嗆字一其義也〇蓋咽正字〇嗆俗字之異耳〇

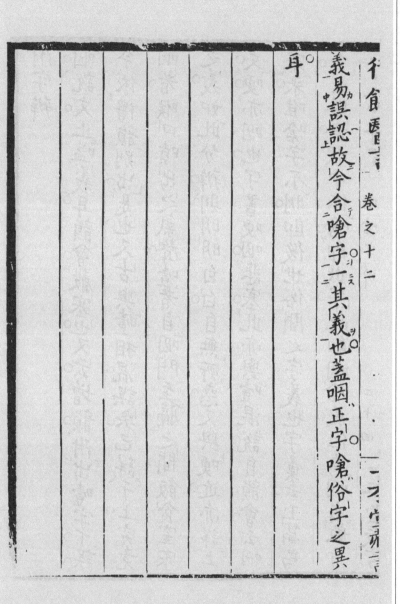

## 嘈雜 嘈財勞切音曹

嘈雜者謂穀氣之暴發于胃中也夫水穀納于胃中蒸騰精液之時由其人宿有癥瘕結滯胃之前後或左右或上下故致胃外閉塞内氣無所流運則胃中之氣專一偏向食道烘熱胃脘遂及他界而其暴氣之上向喧嘈錯雜猶人叢中熱閙也故謂之嘈雜此元後世俗稱故無正義徐春甫善言病狀

古今醫統云夫嘈雜之爲證也倏爾腹中如火發腔内

空空若無一物似辣非辣似飢非飢似痛不痛而有懊憹不自寧之狀得食暫止者是也其證有異噯氣或惡心漸至胃脘作痛而成膈噎此其由也

若其遽然而發者多因食炙餈炒豆乾餈濕麪堅牢泥滯即時難消之物而致升氣得偏佐暴躁卒動逆向胃脘自覺烘炙似熱也及于其屢發而久不止則胃脘為暴熱所乾燥遂致津液日日枯涸所以為噎證之本也故一發日證者須不喫堅牢泥滯炙香難化之物以須防噎證者

也古唯曰嘈

三因方云夫中脘有飲則嘈有宿食則酸食後噫醋呑

酸皆宿食證俗謂之噫酸是也按醫學綱目引朱棄云天明覺畧飢索粥予曰

非飢也乃嘈耳勿與而自安

又曰心嘈

戴思恭曰此則俗謂之心嘈也是也見金匱鉤玄又萬病醫衡同

丹溪心法附餘仁齊直指並云醫按蔣氏子條云心嘈

索食

心刺

古今醫統云凡人胸膈一時如火烘炙似痛非痛忽然飢甚北人呼為心刺此亦嘈雜但似心瘥證耳

一種有心瘥者

又曰飲瘥○肚瘥○

證治要訣云心瘥有痰飲所致俗名飲瘥有胃口熱食易消故瘥素問謂之食瘥亦類消中之狀俗名肚瘥王肯堂證治準繩亦同如其謂痰飲所致及胃口熱此亦

切認得其因也詳見後論

其證頻飢求食食至之遲則直反有飽滿之意或無多時復頻飢善食不食則胸中似燒胃中似痛似痒究其所因則由人人腹裏皆有癥疝而平日癥疝素貼胃外或壓押或圍繞或支撑時撼時衝載倚載襯去就上下變動無常故致胃內日日隘窄所曾容一升處今唯受七八合或僅受四五合遂至有以成常候及壯老而不作疾者婦人尤多夫挾窄之胃所充無幾倘有胃外癥疝驟然外退則胃

郭綿伸襞展生氣猝興旺引穀求食向之所容稍供半分
倏頻飢餒得食乃止復有胃外癥疝作去作還則驟飢隨
滿俗謂之近餒（言間近而頻飢也）此豈痰飲胃熱之所為乎捕風
捉影實際安在醫家陋說每每如此又有舉腹中窄狹證
者

丹溪心法附餘云若肥人自覺腹中窄狹乃是濕痰流
灌臟腑氣不升降如瘦人自覺腹中窄狹乃是熱熱氣
薰蒸臟腑古今醫統云春甫治此用開鬱之藥多效[illegible]

痰與火被鬱則窄今按瘦人間有是患肥人所未見也
況痰灌熱薰何可為因乎春甫開鬱之說甚好惜乎未
後八字全是回護豈謂非痰火不成疾乎
此亦由癥疝圍胃故覺胃中窄挾如縛無飢意者也以癥
疝圍攻之甚強故自覺如是意耳若夫嘈雜痰因火動食
鬱氣鬱
丹溪心法附餘云嘈雜火動其痰
不外痰火二字之論何足以盡病源之實哉

古今醫統云嘈雜不外痰火二字

董按古稱心懸者髣髴近饑

神農本艸白蒿條云心懸少食常饑是也

附字辨

嘈即喧嘈之義俗間借以為心刺之稱上文既言之按

字通云與譆通衆口嘈雜也本作嘈其他字書總無詳

亦也

醫書間作饋者非也饋食餡也餡即餅中肉餡也然則[illegible]

喧嘈義不干涉其誤可見矣由醫人昧文字也雖音近而

義大異雜一作囃正字通云嘈囃衆口喧也一說本作噆

又作囋又云博雅嘈噆聲也註才達切陸機文賦務嘈噆

而妖冶註噆音餐一音子括切㱿多也集韻或作囐唪按

康熙字典亦引此文博雅文賦俱噆作囋未見本書不知

所從又云集韻或作囐[illegible]唪啐又埤蒼曰嘈[illegible]㱿貌正字

通又云諸家或以囋同噆或以噆俗作囋皆可疑蓋未詳

博雅陸賦本借齧齾形容聲之雜亂俗譌作囋韻會囋附七葛誤引陸賦作囋从瓚从贊別讚與囋可合囋與嘈未可溷也六書故嘈雜也囋才贊切嘈不已也又入聲引荀子問一告二合嘈囋為一義闕說文嘈不載茲非蓋嘈雜之為名也元從鄙俗之所通稱呼之則雜囃互書不妨但嘈醫書所未知止備考證耳

天明甲辰火月二辛

# 一本堂行餘醫言卷之十三

平安　香川修德太冲父　著

## 胃反

胃反者謂食自胃中而反吐也夫胃反之證有能食者有少食者俱是水穀入于胃中或滿或痛憒憒悶悶不得安穩故吐而後却快或有食了直吐者或朝所飡者至暮夜乃吐或晚間所食至翌早乃吐或經一日夜而後吐或其所食者吾所常嫌惡則心意難忘不吐不止或喫難化熟

者有輶輒吐此以其胃氣為癥疝所犯侮元氣徒事外御無暇内治故觀其所吐者全存生態無見熟糜此本非胃無生機由受癥疝之外攻而不能内化水穀也蓋癥疝之生也非一朝一夕之故皆因元氣之不充矣元氣纔有一不至處即為空氣瘀汁始有渣滓留滯一日不至一點增加二日不充二滴殘著月復一月年復一年遂得結成如桃杏如碗拳如盃盤乃至有異形奇狀不可名象者或有蟲者其既如是則元氣所運日徐月遲以致全身漫

有所不足而後上下表裏諸證蜂起其原始于一胃元之鬱滯矣胃元既如此朝暮所納之食欲速化而可得乎況且癥疝靠于胃外壓抑推盪胃内或為之窄狹少食乃滿以是為常者在癥人固多有之而其少食輙滿者亦是胃内不得穩受為癥疝所推動逆上而吐出間有胃内不窄狹能喫常食者亦被癥疝推還無甚苦悶輙直吐出又有所有味能喫之食既納胃内心中懊憹不安穩用指探咽喉激嘔吐後纔快了者日日如是探吐將去則遂成熟路

終成胃反者。又有反吐之甚。併水而吐者。又有水食俱吐。其水中。如混紫菜。及一升餘者。蓋胃反之催。固非一旦漸漸而然。有日日吐者。或有經二三日。四五日。如無吐。苦卒然復吐者。有既止。而或一二月復吐者。究竟以有癥塊而氣之結滯在胃外也。胃外常有勁敵。欲瞷間而侵。故胃中守禦。有些怠慢。則敵癥乘虛攻圍。胃氣雖拒敵。勢固強。而兵卒難支。遂被追逐。奔走亡去。雖謀再運糧以守禦。而攻圍未退。仍在城外。重來運聚之兵糧。復被逐而散走。數回如此則胃反竟瘦斃命保守之策無所施用欲不陷而可得乎當是之時也筭安出耶便無他也獨非全借丈相國之富強而時任熊將軍之膽畧則不能一退玁歒復安胃壘也蓋頻頻敗弱之胃豈亦區區乾枯藥物之所能治救哉古今以胃反與噎證之吐為一者非也噎證非五十以上則無之故噎證而吐者固必死不治但胃反少壯男女皆有之在小兒則哯乳是也故治得其法者可起也又雖以胃反與噎證為二條而至于吐則混而無分辨矣或至

謂翻胃即膈噎。

朱震亨云（出丹溪纂要）

或有辨二證之殊甚非。朱氏者既詳前噎條。

趙獻可張介賓類是也。

自巢元方以來論其因者不一，而皆不中肯綮。特華佗說

為頗佳。

外臺秘要所引崔氏方中華佗療胃反胃反為病朝食

夜吐心下堅如杯，往來寒熱，吐逆不下食，此為寒癖

不按千金方亦引之、杯下有升字、吐逆作四逆、非也、宜作作關上寒澼、恐文字有誤、不然關上難通、故不據千金方、而舉外臺秘要所引者、為是也、

病源候論云、榮衛俱虛、其血氣不足、停水積飲在胃脘、則臟冷、臟冷則脾不磨、脾不磨則宿穀不化、其氣逆而成胃反也、此以停水積飲為因、乃後世以痰為因之所由來也、

千金方云、治胃反朝食暮吐、食訖腹中刺痛、此由久冷、此以久冷為因、而唯此一條為然、非通論也、

本事方云治積聚停飲痰水生蟲久則成反胃

丹溪心法附餘云翻胃即膈噎膈噎乃翻胃之漸大約有四血虛氣虛有熱有痰必用童便韭汁竹瀝牛羊乳生薑汁年高者不治糞如羊屎者斷不可治○方廣云膈噎翻胃之證因火而成其來有漸病源不一有因思慮過度而動脾火者有因忿怒過度而動肝火者有因久食煎炒而生胃火者有因淫慾忘反而起腎火者蓋火氣炎上薰蒸津液成痰初則痰火未結咽膈乾燥

食不得流利為膈為噎久則痰火已結胃之上脘不開飲食雖進停滯膈間須臾便出謂之嘔吐至於胃之下脘不開飲食雖進停滯胃中良久方出謂之翻胃此朱震亨説已不是而方廣言脾胃肝腎之火全由迷因不認得眞物也

仁齋直指云嘔吐出於胃氣之不和人所共知也然有胃寒有胃熱有痰水有宿食有膿血有氣攻又有所謂風邪入胃凡是數者可不究其所自来哉又云風邪入

胃人多不審率用參朮助之欄住寒邪於此尤關利害
其或惡聞食臭湯水不下粥藥不納此則斷胃之垂絶
者也

玉機微義云反胃之證其始也或由飲食不節痰飲停
滯或因七情過用脾胃内虚而作古方不察病因悉指
為寒用香燥大熱之藥治之夫此藥止能逐寒邪行滯
氣其於飲食痰積豈能核逐七情之火反有所熾脾胃
之陰反有所耗是以藥助病邪日以深痼

古今醫統云凡浩飲過食生果冷水或飲食失度脾胃有濕熱之傷漸漸運化失職此為翻胃之所自來也又云翻胃病其始皆成於濕熱既久或吐下相延寖成虛寒者理固所有也又云翻胃病多是損傷胃氣不能納穀故食入即吐有思慮頓食并浩飲傷脾不司運化故朝食暮吐暮食朝吐皆原物之完出故有脾胃二經今治此又不可不察也

趙氏醫貫云予閲函史列傳有一醫案云病反胃者每

食至明日中晨皆出不化醫以煖胃藥投之罔効脉其微而弱有國工視之揆諸醫所用藥無遠于病而不効心歎然未有以悟也讀東垣書謂吐有三證氣積寒也上焦吐者從氣中焦吐者從積下焦從寒今脉沉而遲朝食暮吐暮食朝吐小便利大便秘此下焦吐也法當通其閉温其寒乃遂躍然專治下焦散其寒徐以中焦藥和之而愈觀之可見下焦吐者迺命門火衰釜底無薪不能蒸腐胃中水穀腹中脹滿不得不吐也王太僕

所謂食久反出是無火也是矣須用益火之源既定為下焦吐則直獨用下焦藥足矣何更用和中焦藥乎其非實見實試也可以見爲爾此元由以是證鑿爲腎病故謂益先天之原補命門火而用八味地黃丸等之手段皆是後醫專言補腎之所據大開粗工阿徇之路如馮兆張曰惟趙獻可能獨窺其秘（見錦囊秘錄）甚可惡也亦可笑也蓋胃中泥滯不運化己如此復用甘滋泥滯之藥以妨運化濕地灌水豈理也哉予故斷然謂賴是有

効決所無也全是阿世之甘言為虛誕也明矣

證治準繩云痰多食飲纔下便為痰涎裹住不得下者

又瘀血在膈間阻礙氣道而成者居多亦有蟲者又云

食久則吐為之反胃食再則吐為翻胃因瘀血與蟲而

成者固當有之痰涎裹住則抑末也但以反胃翻胃為

兩品者何踈昧之甚乎王本進士出身之人徒為其雜

博無眞正學問亦無實得造詣妄信醫書之虛談冥搜

妄載致斯鹵莽蕭京所謂獨是業非專習者卽是也

軒岐

救正論云竊謂守泰先生文章品望業已標鵠中原而留心方技著集準繩一書無非惠濟群生其用心亦可謂仁而勤矣獨是業非專習至夫虛勞一症治率從標且黄闇齋先生又從而附會之強稱為美不揣政恐天下後世庸工俗子念以為此方法出自名公大人拘守遵用遺誤非少此雖非此證事欲表王之疎陋故記焉

景岳全書云反胃一證本屬火虛蓋食入於胃使果胃煖脾強則食無不化何至復出今諸家之論有謂其有痰者有謂其有熱者不知痰飲之留正因胃虛而完穀復出豈猶有熱觀王太僕曰内格嘔逆食不得入是有火也病嘔而吐食入反出是無火也此一言者誠盡之

矣然無火之由則猶有上中下三焦之辨又當察也若寒在上焦則多為惡心或泛泛欲吐者此胃脘之陽虚也若寒在中焦則食入不化每食至中脘或少頃或半日復出者此胃中之陽虚也若寒在下焦則朝食暮吐或暮食朝吐乃以食入幽門丙火不能傳化故久而復出此命門之陽虚也故凡治此者便不知病本所在混行猜摸而妄祈奏効所以難也又云治反胃之法當辨其新久及所致之因或以酷飲無度傷於酒濕或以縱

食生冷敗其眞陽或因七情憂鬱竭其中氣總之無非內傷之甚致損胃氣而然故凡治此者必宜以扶助正氣健脾養胃為主此亦似是而非者也究竟與趙獻可同規模不足取也

錦囊秘録云其反胃之為病飲食倍常食已下膈而入於胃中因下脘不能腐熟化運或朝食暮吐或暮食朝吐或積至日餘脹悶難忍復吐原物完穀不化自胃之下脘翻倒而出故名翻胃其槁在於幽門幽門者太倉

之下口也病在下焦雖屬胃病而實由命門火衰腎經虛寒之病也凡男女老少皆有之又云夫反胃本於血液乾槁故莫如養血養血又莫若滋水水旺而津液自生腸胃之傳道得其職矣此乃趙張之唾餘而又從為之辭者不足深責也

已上諸說雖皆非中的而欲廣子弟之見聞記以備之其他雖有少不同亦不過此數書也但巢元方謂停水積飲孫思邈謂久冷許叔微謂積聚停飲痰水生蟲則

完素謂食積寒氣朱震亨謂氣虛血虛有熱有痰方廣謂脾胃肝腎之火楊士瀛謂胃寒胃熱痰水宿食膿血氣攻風邪入胃劉純謂飲食不節痰飲停滯七情過用脾胃內虛徐春甫謂浩飲過食生果冷水飲食失度脾胃有濕熱之傷始成濕熱後虛寒王肯堂謂痰涎裹食瘀血在膈阻氣道亦有蟲者其謂積聚瘀血則是也謂久冷寒氣則似也謂蟲之生痰水之停則皆言其末而不知其本者也其餘不暇盡辨焉特如趙獻可張介賓

馮兆張謂下焦腎病命門火衰三焦火虛腎經虛寒益先天之原補命門火則邪說淫辭之尤甚者也全由聞宋明諸儒謂太極無極先天後天未發之中所以然之理而迷夾同聲相應其說滋長流入吾邦近時醫風皆莫不然哀哉夫明末醫流之作偏也其言一出而稍讀書者見以為妙論臭味相投不覺陷乎滋陰温補之淫坎泛泛蕩蕩迷不知回而不識字者亦效時輿名流之轟和鼓雷同專一從事于此不省其當否此雖由無

量之識見作斯矮人之企踵而亦其巧言諛辭無非鄙夫貪得賈豎求售之醜態不亦可深痛歎乎

原夫胃反之名。始于張仲景。

金匱方論云問曰病人脉數數為熱當消穀引食而反吐者何也師曰以發其汗令陽微膈氣虛脉乃數數為客熱不能消穀胃中虛冷故也脉弦者虛也胃氣無餘朝食暮吐變為胃反寒在於上醫反下之令脉反弦故名曰虛又云趺陽脉浮而濇浮則為虛虛則傷脾脾傷

衎餘醫言　卷之十三　一本堂藏書

則不磨朝食暮吐暮食朝吐宿穀不化名曰胃反〇神
農本艸條鉛丹脉經病源候論千金方外臺秘要所引集
驗方張文仲方崔氏方備急方必効方救急方華佗方
萬全方皆云胃反
稱反胃始于孫思邈
見千金方
爾来皆通稱反胃其後又曰翻胃飜胃以字相通也反胃
之稱於義雖無害而以其古稱故今改曰胃反也

附字辨

叐翻飜三字以韻同義通故書之不妨而有醫書間省書番者太非也蓋韻雖近意義大異由醫人愚暗也按康熙字典云說文長箋方言謂之翻⿸疒肙又謂之翻冐食下咽不受也正字通按⿸疒肙冐音義各別箋以⿸疒肙作冐誤

錄補證治要訣云隧道久不通名結腸翻冐者濫矣

## 嘔吐 嘔於口切音歐 吐統五切音土 附嘔吐酸苦水諸物

嘔者內氣變常惡穀氣與外氣拂戾捲逆上翻溢出成聲以吐物之名也蓋胃中平和則能得容受穀飲生生無窮苟纔有變常則惡穀忌氣翻胃而出倒囷以瀉嘔吐惡心之所由生也嘔與吐本一樣而吐者但有物自口出之事而始無所苦假令今有一物故撮攝銜于口內未曾下咽而却復開口哇出之亦謂之吐此非自胃而反亦非自胸咽而來但有物自口出則總稱為吐矣至于嘔則傷神勞

心腸捲腹急伸頷曲脊揮咯嘔逆。酸苦萬狀。委曲而後始出也。此與搏激而行之使過顙在山之水無以異也。勢不順也。故有嘔而吐者。有唯吐而不嘔者。有唯悪心而不吐者。吐者唯嘔而不吐者。此謂乾嘔。此皆因癥瘕犯侮胃氣左右前後。推盪動搖。則胃氣罷于奔命。不能容止水穀激溢捲飜。上出而為嘔吐也。又有因蟲者。以鬱蒸生蟲也。又有因外邪者。邪熱犯胃。內氣變常而發嘔也。此是邪氣滞著胸膈偏致鬱塞凝結痰沫以發之也。又有因滯食者。胃氣飽滿厭惡穀氣而然也又有噦與欬甚則續後發嘔者此是逆氣引胃氣而使其上翻也在小兒哯乳是也此多屬蟲癥蓋其飽吸乳汁而溢吐者猶之可也否則飽煖過愛釀成癥蟲與胃反不異也但小兒喜吐唾沫者全是蟲癥青年亦有之女子為多此雖無甚害而充身之津液被蟲癥遮作唾吐去則不可謂不足慮矣宜開癥退蟲為要

大凡吐食者以食溢于胃也夫水穀之入于胃也多至七八分則胃中生氣斡旋有餘裕故能消磨化熟清運濁降

運輸有常。何傷之有。倘飽喫至十分。則府内盈滿。胃氣壅塞。不但化熟之不可處决。將併胃閉絶無餘。故絞痛脹閉。頭痛眩暈。惡寒發熱。甚而面唇萎黄。四肢厥冷。昏不知人。命在須臾。若得撥亂之氣。活機一轉。則上吐下瀉。以成揮霍惱亂。而障塞一通。胃氣再復。生意漸進。安可望也。詳見傷食條。凡嘔證。特屬蟲者最劇。甚有半歳周年嘔。不容食柴瘦蓐臥。他無所苦。或有乾果蒸餅時。或僅喫至于粳飯嘔惡不納。歷數年之久。或死或復平生者。多著婦人在男子則不多見之也此是癇證詳見癇條又有甚饑而嘔者非癥人則無有與食即已間有病中如此者此由為癥或熱所障雖饑不能食而發嘔也此亦得食則止又有注船往轎嘔吐悪心者多著癥人其無癥者亦由不習舟轎撼動全身内氣上升肢運嘔吐也甚有二三日運意不止者此其性畏悪致然也本非疾也不須治以藥物過日自已又有中酒而嘔者此由酒性慓悍引動内氣而升也又有胃脘有膿而嘔吐者醫書以是為肺癰者誤矣詳見労條

其嘔吐者以清氣悪穢氣也蓋自咽至胃之間鬱熱生瘡其膿逆吐也亦猶與痰膠咽膈而發嘔一例設使平人以杖子探押舌本則必嘔可見胃口咽膈之間有物引之或滯著不順利則皆能為是證也凡諸病已久發是證者皆可畏也痢疾後發者多危候若夫喫甘而嘔飲湯水而嘔臨服藥煎鼻嗅其氣而嘔嗅異氣悪臭而嘔此皆癥蟲拒之也又有吐清水酸水苦水鹹水者此皆由癥蟲之所致也夫胃者衆味之所納而衆味無所不備水穀精氣蒸騰

如霧灌注周身者為癥蟲所犯侮而不能蒸騰停止為滯
直出為清汁留蓄稍久敗為酸汁或變為苦汁也嘔吐酸
水者後世混同吐酸誤矣吐酸者唯噫酸氣也其謂非有
物不得曰吐者泥矣古導引法有呼吸吐納即吐氣納氣
之事非有物也詳見噫條又後世謂苦水為膽汁者大愚
之甚也其說曰膽中所有苦水漏来夫膽府自有膽府之
外皮胃亦自有胃府之外皮今若其說則苦汁漏膽皮来
滲入胃皮自胃中嘔出也邪則膽與胃有間非可直傳況

如此則二府無生氣之守皮理脫虛不死何待而嘔吐苦
水非篤疾也帶癥之人時時有是患由是觀之其說之旨
可以見也其本出于靈樞謂之嘔膽
靈樞云善嘔嘔有苦長太息心中憺憺恐人將捕之邪
在膽逆在胃膽液泄則口苦胃氣逆則嘔苦故曰嘔膽
見四時氣篇○又邪氣藏府病形篇云膽病者善太息
口苦嘔宿汁心下澹澹又素問欬論云膽欬之狀欬嘔
膽汁又至眞要大論云善嘔嘔有苦
如然則嘔酸者肝液泄嘔鹹者腎液泄嘔甘者脾液泄嘔

辛者肺液泄耶其說之鑿不辨而自明矣且苦配心則何不謂嘔心而謂嘔膽耶此皆以五行五味配當立論之謬也又吐鹹水辛水者間有之而吐甘水者所稀見也但覺口甘者多有之醫家亦以此為脾液泄蓋被誤靈樞嘔膽來甚可笑矣總是胃中所停味水而非自他至也可見造酒已釀而其味為酸為苦為辛為甘此自然而然也謂米亦有膽脾液泄乎可為絕倒矣又有吐黃水黑水青水赤水茶褐色水淡墨色水者皆係黴蟲所致也又有吐如水

漬紫菜狀者及吐不可名色之物者此亦癥蟲所為也但吐如水漬紫菜者既見十數人此皆胃之所以備衆味諸氣諸物色而平正則能化氣味運養全身鬱滯則蒸熱停津凝氣變出氣味諸物色之異以成疾病也凡吐與瀉上下一類嘔與裏急上下一類猶噫與屁上下一類也默識玩味可以知能近取譬矣吐痰在痰門吐血在失血門吐蚘在蟲門若夫劉完素分氣積寒三焦

保命集云吐有三氣積寒也皆從三焦論之上焦在胃

口上通於天氣主納而不出中焦在中脘上通天氣下通地氣主腐熟水穀下焦在臍下下通地氣主出而不納是故上焦吐者皆從於氣氣者天之陽也其脉浮而洪其證食已暴吐渴欲飲水大便燥結氣上衝而胃發痛中焦吐者皆從於積有陰有陽食與氣相假為積而痛其脉浮而匿其證或先痛而後吐或先吐而後痛下焦吐者皆從於寒地道也其脉沈而遲其證朝食暮吐暮食朝吐小便清利大便秘而不通王肯堂證治準繩不引保命集而稱

潔古家珍何矣又趙獻可醫貫以是為李杲言則尤踈陋之甚者也

李杲謂吐太陽血病嘔陽明氣血倶病噦少陽氣病

此事難知云嘔吐噦胃所主各有經乎答曰胃者總司也内有太陽陽明少陽三經之別以其氣血多少而與聲物有無之不同耳吐屬太陽有物無聲乃血病也有食入卽吐食已則吐食久則吐之別嘔屬陽明有物有聲氣血倶病也仲景云嘔多雖有陽明證不可下噦屬少陽無物有聲乃氣病也

陳言謂寒嘔熱嘔痰嘔食嘔血嘔氣嘔

三因方云嘔吐雖本於胃然所因亦多端故有寒熱飲食血氣之不同皆使人嘔吐據論云寒氣在上憂氣在下二氣並爭但出不入此亦一途未爲盡論且如氣屬内因則有七種不同寒渉外因則六淫分異皆作逆但鬱于胃則致嘔豈拘于憂氣而已况有宿食不消中滿溢出痰飲聚結隨氣番吐痼冷積熱及瘀血凝閉更有三焦漏氣走哺吐利泄血皆有此證不可不詳辨也胃

中寒心下淡淡四肢厥冷食即嘔吐名曰寒嘔或因傷食多致傷胃氣或因病曾經汗下致胃氣虛冷之所為也胃中挾熱煩躁聚結涎沫食入即吐名曰熱嘔或因胃熱伏暑及傷寒伏熱不解濕疸之類皆熱之所為也素盛今瘦腸中瀝瀝有聲食入即嘔食與飲並出名曰痰嘔或因氣鬱涎結於胃口或因酒食甜冷聚飲之所為也胸腹脹悶四肢厥冷惡聞食臭食入即嘔朝食暮吐暮食朝吐名曰食嘔此由飲食傷脾宿穀不化之所

為也心下滿食入卽嘔血隨食出名曰血嘔此由瘀蓄冷血聚積胃口之所為也心膈脹滿氣逆於胸間食入卽嘔嘔盡却快名曰氣嘔胃者足陽明合榮於足今隨氣上逆結於胃口故生嘔病也

楊士瀛謂胃寒胃熱痰水宿食膿血氣攻風邪入胃

仁齋直指云嘔吐出於胃氣之不和人所共知也然有胃寒有胃熱有痰水有宿食有膿血有氣攻又有所謂風邪入胃凡是數者可不究其所自來哉寒而嘔吐則

喜熱惡寒四肢淒清熱而嘔吐則喜冷惡熱煩燥口乾痰火虛者唾沫怔忪先渴後嘔宿食證者胷腹脹實醋悶呑酸腥氣燥氣熏炙惡心此膿血之聚七情內鬱悶隔不平此氣攻之證若夫風邪入胃人多不審率用參朮助之攔住寒邪於此尤關利害其或惡聞食臭湯水不下粥食不納此則翻胃之垂絕者也

朱震亨謂胃中有熱膈上有痰氣逆寒鬱食滯久病嘔

丹溪心法附餘云胃中有熱膈上有痰有久病嘔者胃

虛不納穀也有氣逆者有寒氣鬱於胃口者有食滯心肝之分而新食不得下而反出者有胃中有火與痰而嘔者

張介賓謂實嘔虛嘔

景岳全書云嘔吐一證最當詳辨虛實實者有邪去其邪則愈虛者無邪則全由胃氣之虛也所謂邪者或暴傷寒涼或暴傷飲食或因胃火上衝或因肝氣內逆或以痰飲水氣聚於胸中或以表邪傳裏聚於少陽陽明

之間皆有嘔證此皆嘔之實邪也所謂虛者或其本無內傷又無外感而常為嘔吐者此既無邪必胃虛也或遇微寒或遇微勞或遇飲食少有不調或肝氣微逆即為嘔吐者總胃虛也又云凡胃虛作嘔者其證不一當知所辨若胃脘不脹者非實邪也胸膈不痛者非氣逆也內無熱燥者非火證也外無寒熱者非表邪也無食無火而忽為嘔吐者胃虛也嘔吐無常而時作時止者胃虛也食無所停而聞食則嘔者胃虛也氣無所逆而

聞氣則嘔者胃虛也或身背或食飲微寒即嘔者胃虛也或呑酸或噯腐時苦惡心兀兀然泛泛然冷噦靡寧者胃虛也或因病誤治妄用克伐寒涼本無嘔而致嘔者胃虛也或朝食暮吐暮食朝吐食入中焦而不化者胃虛也食入下焦而不化者土母無陽命門虛也凡實邪在胃而作嘔者必有所因必有見證若因寒滯者必多痰痛因食滯者必多脹滿因氣逆者必痛脹連於脇脇因火鬱者必煩熱燥渴脉洪而滑因外感者必頭

刹者頃刻之謂



發熱脉數而躁○張說本出於徐春甫古今醫統
以上諸說其言似詳實無要領○又若李中梓王肯堂分嘔
暴吐○嘔吐○反胃○飜胃○
醫宗必讀證治準繩並云食剎則吐謂之嘔食入則吐
謂之暴吐食已則吐謂之嘔吐食久則吐謂之反胃食
再則吐謂之翻胃
何其愚瞎之至于是乎○況如李杲之徒○謂噦為乾嘔○首昧
特甚○而後之從為之辭○回護分疏者○亦皆不明之所致也○

詳見噦條。嘔在靈素。靈樞經脉篇又云、嘔逆、又玉版篇、厥病篇、雜病篇、又熱病篇、癲狂篇云、嘔多沃沫、素問脉解篇、欬論云、嘔變、又云嘔沫、又攣痛論云、痛而嘔、又云嘔血、刺熱篇、又刺瘧論、嘔吐、又六元正紀大論云、嘔吐、又云嘔、又噎嘔、又嘔涌、又嘔泄、又嘔逆、又五常政大論云、喘嘔、痺論云、喘而嘔、欬論云、欬而嘔、又至真要大論云、善嘔、又云食則嘔、又噎嘔、又嘔血、又嘔吐而咽不通、又嘔逆、又格中而嘔、

又後世醫書多立關格門。按關格、即吐中之劇證也。在靈樞。終始篇、脉度篇、禁服篇、素問。六節藏象論、脉要精微論、八十一難、俱唯說脉、且明言其死證。至張仲景始說其證。曰關則不得小便、格則吐逆。此謂在下則關閉、水道溺不得出。在上則格拒、水穀

僅入即吐也其為死證也明矣故不言治法而後世張璧為關格立九方陋醜可笑喻昌誹之胡亂立方眞可謂同浴笑人倮體者也見醫門法律其他盧和趙獻可李梃龔廷賢之流皆是依樣胡盧不暇悉辨丹溪纂要、趙氏醫貫、醫學入門、萬病回春、其他古今醫統、錦囊秘録等皆同、況如張介賓以此為勞損之别名乎僻見特甚矣又陳言出漏氣走哺二條此亦吐證中所有不須别出

三因方云病者身背皆熱肘臂攣痛其氣不續膈間厭

悶食入則先吐而後下名曰漏氣此因上焦傷風開其腠理上焦之氣慓悍滑疾遇開卽出經氣失道邪氣内著故有是證又云病者下焦實熱大小便不通氣逆不續嘔逆不禁名曰走哺此下焦氣起於胃下口别入回腸注於膀胱并與胃傳糟粕而下太腸令大小便不通故知下焦實熱之所為也

蓋走哺者巣氏已為霍亂名漏氣者删繁論亦為霍亂類證詳見傷食條後世自戴思恭證治要訣已下徐春甫王肯堂

馮兆張之流。古今醫統、證治準繩、錦囊秘錄、競多科目。務列異端。冥搜妄載。太背守約之旨矣。又以胃風冷癇為嘔吐名者。尤非也。赤水玄珠云胃風之症治嘔愈嘔者是也。證治要訣云有中脘伏痰。遇冷即發。俗謂之冷癇。蓋前證。因癥瘕滯氣而發嘔。固不可名胃風也。後證由癇動。冷而嘔吐。亦不可謂嘔為冷癇也。俗呼固不足取。何為嘔吐名稱乎。

按靈樞論嘔妄鑿殊甚。後醫盲聾漫尊信之者。柳亦何哉。靈樞云、苦走骨、多食之、令人變嘔、何也。曰、苦入於胃、五穀之氣、皆不能勝苦、苦入下脘、三焦之道、皆閉而不通、故變嘔。齒者、骨之所終也、故苦入而走骨、故入而復出、知其走骨也。五味篇

附考。病源候論云。嬖子小兒注車船候、無問男子女人、乘車船。則心悶亂、頭痛吐逆、謂之注車注船。特由質性自然。非關宿挾病也。○考諸字書。注義無解。此邦俗訓醉、大似。又注轎。亦可稱注輿。此類推而命名也。

景岳全書立關格門。詳辨素靈本言脉明死證。秦越人以尺寸言。已失古意。張仲景言病證。故王叔和李杲以來竟

置於烏有。再至朱震亨。以寒上熱下當吐之謬。其文冗長
且云實卽勞損之別名。立種種治法藥方。甚哉非之益非。
而涉乎邪僻乎。故不錄其文。略摘書以備考。

附字辨

嘔。說文本作歐。然以其與歐擊之歐。至相近且多誤寫。故
用嘔為正。況左傳有嘔血字。則古義為然。正字通引釋名
曰。嘔。傴也。將有所吐。脊曲傴也。今檢釋名。無此文。又韻会

小補云。或作咯。欬。鮥。又作欣。哯。說文。不歐而吐也。音胡典切。康熙字典云。乎典切。字彙云。以淺切。音衍。今醫家皆用衍音。字彙正字通康熙字典俱云。小兒歐乳。又正字通康熙字典。或作㖡。正字通云。俗作噢。啘字彙正字通皆音拙。又音挟義闕。康熙字典音拙。又音噎。按八十一難始出啘字。其後名醫別録。竹茹條。枇杷葉條。並云。主卒啘不止。連用嘔啘。始見肘後方。外臺秘要引之。又出張文仲陶氏啘方。千金方。又云。春夏時行傷寒。寒傷於胃。胃冷變啘。成無已明理論云嘔者有聲者也俗謂之啘又滑壽解八十一難曰啘乾嘔也許叔微又連稱嘔啘又本艸綱目半夏條引梅師方云乾啘未見本書不審有無又羅勒條掌禹錫云患啘嘔者取汁服又白茅根附方引龐安常傷寒卒病論云溫病因熱甚飲水成暴冷啘據以上數條觀之則啘即嘔也明矣八十一難名醫別錄等俱用之固非俗字後世諸字書謂闕義者似失廣審考故今詳辨焉

# 惡心 惡烏故切 汙去聲

惡心者欲吐之心而嘔之不出聲也蓋内氣惡外氣與穀氣心中溫溫兀兀欲嘔不嘔如心有所惡物故名惡心以其當心部位有是狀故稱惡心耳非謂心臟也凡有癥人常有是患若痰膠咽膈之間不去則益甚凡滯食欲吐之時必發是證究竟欲吐之心也凡嘔吐證兼有是證又人嚼生大豆必發惡心此起欲吐之心也戴思恭稍善言之古今醫統引戴氏云惡心者無聲無物心中欲吐不吐

欲嘔不嘔氣至咽而復轉如人畏怕心中兀兀不自寧也雖曰惡心實非心病皆胃口之病

張介賓則剽戴而説因也過于煩。

景岳全書云惡心證胃口泛逆兀兀不寧之病凡惡心欲吐口必流涎嚥之不下愈嚥愈惡而嘔吐繼之亦有不嘔吐而時見惡心者然此雖曰惡心而實胃口之病非心病也此證之因則有寒有食有痰飮有穢氣有火邪有陰濕傷胃或傷寒瘧痢諸邪之在胃口者皆得有

之若欲察之但當察其虛實寒熱則盡之矣○張介賓以惡心噯氣為一條曰內經無惡心之說凡嘔吐證卽其類也而引靈素噫條以充之似為牽強

按惡心之名。不知肇於何時。傷寒論。金匱方論。證狀雖同。不直曰惡心。肘後方有惡心字。則自晉時已言之耶。而猶有可疑者。至于巢元方始詳解之。而以停水積飲為因則亦甚過于疎。

傷寒論云心中溫溫欲吐

金匱方論云病人胸中似喘不喘似嘔不嘔似噦不噦徹心中憒憒然無奈者生薑半夏湯主之

病源候論云惡心者由心下有停水積飲所爲也水飲之氣不散上乘於心腹遇冷氣所加之故令火氣不宣則心裏澹澹然欲吐名爲惡心也

又按外臺秘要所引延年秘錄有惡心字

又有惡阻者此乃婦人妊娠三月前後之時惡心吐食是也詳見婦人妊娠條

噫　於介切　音隘

噫說文飽食息也字彙飽食氣滿而有聲也俱未盡義夫飲食落于咽內則胃脘以次相送塡入胃中今也急餔遽啜以水穀團外氣則斯氣為水穀所席卷長驅圍于左右嵌于上下直與水穀挨擠浮沈而未嘗有出路有頃水穀混融和成一團則斯氣被水穀壓盪不過鑽隙穿物以出發于口咽而作大聲譬如用空杓覆蓋于水上乃其杓中所有之氣上有杓下有水上下左右無罅可泄故輕手按

杓底則其氣內格如撞如撃如空瓢浮水而不能輙沉下若用力押之杓有少斜傾則中氣為上下杓水所迫不堪在內貫水排衝踊出成聲以被水裹故成滙湧来此謂之噫又飲食卒啖吞押外氣推盪將去則斯氣不能上齸遂過胃向腸下行出于肛門而成聲息此謂之屁噫與屁出氣上下之異耳故屁自腸来作糞臭噫自胃出作食物之臭俱非疾也若其頻噫頻屁者此意其人腸胃之間空鏬易生所在含氣元由癥疝侵侮腸胃腸胃之氣專事外禦

内之所充或有所不足故喜蓄空氣而為物所推以發噫
與屁耳但噫而飽滿除去覺腹裏快者每少噫而出食臭
心不快者每多況噫酸氣腐氣乎唯屁則不然也竊疑或
由腸外生空氣為元氣所驅去空氣東奔西走漉漉勃勃
雷鳴酒沸有頃自腸逆下肛門便開頻併放屁者意此腸
外之氣不堪驅逐滲歸腸之肌理而漏泄也有宿疝人儘
有是證又古人解噫為飽息者蓋以外氣與水穀俱入胃
中暫時飽滿噫後滿意纔減也若夫海吸鯨吞酒漿肉臛

之徒極所不免此固在所不論不但飽後飢時亦有之或食後久遠非飽時而發噫與屁者每多鄙諺云寒尿飢屁此雖卑俚之甚亦足以證實也又食生菜蔬必噫其氣似屁雖食熟煮者及鹽藏日近者亦然此由菜蔬有開胃消食除減飽滿之効而發斯噫耳噫後亦覺腹内快了或謂反生空氣而然者非也後世云攬氣者誤矣

萬病醫衡云噫氣者即俗攬氣是也

又靈樞論噫甚迂踈而不足取也

口問篇云人之噫者何氣使然曰寒氣客於胃厥逆從下上散復出於胃故為噫

噫在素靈陰陽別論脈解篇云上走心為噫宣明五氣篇痺論經脈篇診要經終論四時刺逆從論刺禁論至眞要大論云善噫三部九候論云噦噫

# 吐酸 酸蘓官切音霰 附吞酸

吐酸者即噫出酸氣也非吐出酸水也蓋由胃為癥疝所迫外禦其侮中氣疲弱不能速化水穀水穀不速化熟則鬱蒸熱敗變生酸臭蒸甚則腐敗故噫出酸氣及腐臭耳夫胃中生氣常常暖熱故能化熟水穀諸物苟其暖熱之稍輕薄則不至化熟而變敗餿臭（餿俗餕字音搜飯壞言其氣餿腐酸胜也作酸惡氣矣但言熱者大誤也又胃氣虛憊而然者間亦有之亦由癥疝侵久之所致也又有由當時飽食後或昨日

宿食未化者皆以禦癥充氣爲要奈何後醫認混嘔吐酸水爲一耶其說曰非有物不得曰吐可謂泥矣凡口出氣者皆可曰吐故古人導引法有吐故納新此謂吐去故氣吸納新氣即吐出氣息之事而非有物也明矣間有噫酸之甚併少酢水吐出者而亦非如吐酸水之多也故又曰噫醋

病源候論云噫醋者由上焦有停痰脾胃有宿冷故不能消穀穀不消則脹滿而氣逆所以好噫而吞酸氣息

醋臭

素問元曰嘔酸吐酸

至眞要大論云嘔酸善飢又云諸嘔吐酸暴注下迫皆屬於熱王氷註酸酸水及沫也大非也

又有噫宿腐氣者謂之噫腐皆是噫氣之事而非吐水之謂也吐酸水者詳見嘔吐條

又有吞酸與吐酸有少異吐酸噫出酸氣也吞酸似欲吐去氣而却不出似咽入亦非咽入其氣在胸中停滯不出

不下。只覺酸氣刺螫心胸間。故曰吞酸。

始出傷寒論。云寸口脉弱而緩。弱者陽氣不足。緩者胃

氣有餘。噫而吞酸。食卒不下。氣塡於膈上。

又曰酢吞。

同上。云上焦不歸者。噫而酢吞。

吞酢。

出千金翼方。見小桂枝丸條。

酢咽。

出千金方。又見外臺秘要所引延年秘錄。又作醋咽。

醋心。

見原病式。又見本艸綱目吳茱萸條。引兵部手集云。醋心上攻如濃酸。近有人心如蟄破。服此不發。

咽酸。

出醫林集要。

心酸。

出濟世全書。

嚥酸。

出三因方

中酸。

出原病式

而其因則同于吐酸。但有其氣至于胸中停止當胸不上出于口之異耳。乃癥疝在胃外而妨胃中之化熟之所為也。若胃元壯健。無癥疝之人。雖屢飽啖大嚼何變敗酸腐之有。陳言。戴思恭。馮兆張。雖稍有所見終不免醫家之故態也。若夫說熱說寒紛紛爭辨者。皆空論也。

三因方云中脘有宿食留飲酸蜇心疼口吐清水

證治要訣云吞酸者宿食所爲故曰中脘有飲則嘈有宿食則酸噫氣吞酸噯宿腐氣逆嚥酸水亦有每晨吐清酸水數口日間無事者亦有膈間常如酸折皆飲食傷熱中脘所致

錦囊秘録云吞酸蓋莫不由中宮清氣鬱滞敗痰停飲宿食醞造而成也

劉完素曰酸者肝木之味也由火盛制金不能平木則

肝木自甚故為酸也如飲食熱則易於酸矣或言吐酸為寒者誤也又如酒之味苦而性熱能養心火故飲之則令人色赤氣麤脉洪大而數語澁譫妄歌唱悲笑喜怒如狂冒昧健忘煩渴嘔吐皆熱證也其吐必酸為熱明矣是以肝熱則口酸心熱則口苦脾熱則口甘肺熱則口辛腎熱則口鹹或口淡者胃熱也然則吐酸豈為寒者歟所以妄言為寒者但謂多傷生硬粘滑或傷冷物而喜噫醋吞酸故俗醫主於溫和脾胃豈知經言人

之傷於寒也則為病熱蓋寒傷皮毛則腠理閉密陽氣怫鬱不能通暢則為熱也故傷寒身表熱者熱在表也凡內傷冷物者或即陰勝陽而為病寒者或寒熱相擊而致腸胃陽氣怫鬱而為熱者亦有內傷冷物而反病熱得大汗熱泄身涼而愈也或微而不為他病止為中酸俗謂之醋心是也法宜溫藥散之亦猶解表之義若久喜酸而不已則不宜溫之宜以寒藥下之後以涼藥調之結散熱去則氣和也所以中酸不宜食粘滑油膩

者是謂能令陽氣壅塞鬱結不通暢也如飲食在器覆

蓋熱而自酸也宜飡糲食蔬菜能令氣之通利也出原病式

李杲曰內經言諸嘔吐酸皆屬於熱此上焦受外來客

邪也胃氣不受外邪故嘔仲景以生薑半夏治之以雜

病論之嘔吐酸水者甚則酸水浸其心其次則吐出酸

水令上下牙酸澁不能相對以大辛熱藥療之必減也

酸味者收氣也西方肺金旺也寒水乃金之子子能令

母實故用大鹹熱之劑瀉其子以辛熱為之佐而瀉肺

之實病機作熱攻之誤矣蓋雜病醋心濁氣不下欲為中滿寒藥豈能治之乎見醫學發明

朱震亨曰或曰吐酸素問明以為熱東垣又言為寒何也予曰吐酸與呑酸不同吐酸是吐出酸水如醋平時津液隨上升之氣鬱積而成鬱積之久濕中生熱故從火化遂作酸味非熱而何其有積之於久不能自涌而出伏於脾胃之間咯不得上嚥不得下肌表得風寒則内熱愈鬱而酸味刺心肌表溫暖腠理開發或得香熱

湯丸津液渴行亦渴暫解非寒而何素問言熱者言其本也東垣言寒者言其末也但東垣不言外渴風寒而作收氣立説欲瀉肺金之實又謂寒藥不可治酸而用安胃湯加減二陳湯俱犯丁香且無治熱濕鬱積之法為未合經意見局方發揮

張介賓曰吐酸一證在河間言其為熱在東垣言其為寒夫理有一定奚容謬異若此豈理因二子可以易乎必二子於理有一悖耳此余之不能無言者乃以東垣

為是而以河間為非也何以見之蓋河間之說實本內經經曰諸嘔吐酸暴注下迫皆屬於熱故河間病機悉訓為火而甚以主寒者為非不知內經此論乃以運氣所屬槩言病應非以嘔吐注泄皆為內熱病也如果言熱則何以又曰寒氣客於腸胃厥逆上出故痛而嘔也又曰太陽之復心胃生寒胸中不和唾出清水及為噦噫此言嘔吐之有寒也豈皆熱耶又曰太陽之勝寒入下焦傳為濡泄此言泄瀉之有寒也豈亦熱耶由此觀

之則其此處言熱而彼復言寒豈非自相矛盾能無謬乎不知內經之理圓通詳悉無不周備故有此言其常而彼言其變者有此言其順而彼言其逆者有此篇未盡而足之他論者有總言所屬而詳言所病者此內經之玄所以不易窮也倘不能會其巔末而但知管測一斑又烏足以盡其妙哉矧復有不明宗旨悖理妄談謬借經文證己偏見者尚難枚舉無暇辨也見景岳全書

又曰辨河間吐酸之論為非據河間曰云云凡此皆河

閒之說余每見之未嘗不反復切嘆觀其所言病機耶
由火及金由金及木由木及脾所以為酸若發微談理
果可轉摺如此則指痰為馬何患無辭惟其執以為熱
故不得不委曲若此若余言其為寒則不然也夫酸本
肝木之味何不曰火衰不能生土則脾氣虛而肝邪侮
之故為酸也豈不於理更為明切而何以曲折強解有
若是乎 同上

又曰辨東垣吐酸之論為是據發明曰云云此東垣之

說也余謂其最為得理但其立言太諱如所云收氣及西方金旺水為金子等義人有未達每多忽之即在丹溪亦曰東垣不言外得風寒而作收氣立說欲瀉肺金之實又謂寒藥不可治酸而用安胃湯加減二陳湯俱犯丁香且無治熱濕鬱積之法為未合經意也因考丹溪治法則用茱連丸二陳湯且曰宜用炒呉茱萸順其性而折之乃反佐之法也必用黄連為君以治之此丹溪之意亦主於熱正與東垣相反而欲以芩連治吐酸

則不可不辨也故余以東垣之說請為之疏焉夫所謂收氣者金氣也即秋氣也內經曰秋氣始於上蓋陰盛之漸必始於秋以陽氣之將退也寒肅之漸必始於上以陽氣之日降也其云金旺者非云肺氣之充實正言寒氣之有餘也其云子令母實者以寒在上焦則收氣愈甚故治用鹹熱等劑以瀉其子亦無非扶陽抑陰之道最切當也丹溪未達其意而反以非之抑又何也即如丁香氣味辛爽無毒凡中焦寒滯氣有不順者最其

所宜。又何至以犯字相戒。而使後人畏之如虎耶。蓋丹
溪但知丁香不可犯。而不知黃連黃芩。又豈呑酸證所
宜輕犯者哉。同上

又曰。吐酸證諸言為熱者。豈不各有其說。在劉河間則
曰。如飲食熱則易酸矣。在戴原禮則曰。如穀肉在器濕
熱則易於酸也。又有相傳者曰。觀之造酒者。涼作則甘
過熱則酸。豈非酸由熱乎。諸說如此。宛然可信。而欲人
不從。不可得也。凡諸似是而非者。正以此類。蓋察病者

當察以理察理者當察以眞即如飲食之酸由乎熱似
近理矣然食在釜中使能化而不能酸者此以火力強
而速化無留也若起置器中必久而後酸此停積而酸
非因熱而酸嘗見水漿冷積既久未有不酸者此豈熱
耶因不行也又云造酒者熱作則酸亦似近理然必於
二三日之後鬱熱不開然後成酸未有熱作及時而遂
致酸者且人之胃氣原自大熱所以三餐入胃俱能頃
刻消化此方是眞陽火候之應若如造酒者必待竟日

而後成則日不再餐胃氣能無備乎若必如法作之不酸方云無火則飲食之化亦須旬日此其胃中陽氣不已竭乎是可見胃氣本宜煖稍涼不可也酒甕本宜踈鬱悶不可也故酒甕之化亦安能如胃氣之速而胃氣之健又安可同酒甕之遲乎此其性理相懸奚啻十倍有不待辨也明矣且人之飲食在胃惟速化為貴若胃中陽氣不衰而健運如常何酸之有使火力不到則其化必遲食化既遲則停積不行而為酸為腐此酸即所

之漸也故凡病吞酸者多見飲食不快自食有不快必漸至中滿痞隔泄瀉等證豈非脾氣不強胃脘陽虛之病而猶認為火能無誤乎同上

又曰吞酸之與吐酸證有三種凡喉間噯噫即有酸水如醋浸心嘈雜不堪者是名吞酸即俗所謂作酸也此病在上脘最高之處不時見酸而泛泛不寧者是也其次則非如吞酸之近不在上脘而在中焦胃脘之間時多嘔惡所吐皆酸即名吐酸而喔喔不行者是也又其

次者則本無呑酸吐酸等證惟或偶因嘔吐所出或酸
或苦及諸不堪之味此皆腸胃中痰飲積聚所化氣味
每有濁惡如此此又在中脘之下者也但其順而下行
則人所不覺逆而上出則喉口難堪耳凡此三者其在
上中二脘者則無非脾胃虛寒不能運化之病治此者
非温不可其在下脘偶出者則寒熱俱有但當因證以
治其嘔吐嘔吐止則酸苦無從見矣若以實理言之則
凡胃強者何暇及於酸苦其有酸苦者必其停積不

而然此宜隨證審察若無熱證熱脉可據而執言濕中生熱無分強弱惟用寒涼則未有不悞者矣 同上

今列舉諸說一刀兩斷曰素問始言吐酸屬熱者非也劉完素朱震亨據此亦作熱論強辯鑿說俱不的實李杲欲作寒論而亦憚明背素問遂乃趦趄遷就反作收氣立說雖俱皆陰陽家之陋談而變木為金竟不免于臆鑿朱丈判之曰素問言熱言其本東垣言寒言其末調停兩可是非不明枉從素問之熱至張介賓其辯至詳誣枉益甚欲

立私見竟阿所好令一一駁之夫理元一定何素問言熱又言寒耶素問圓通常變順逆詳悉周備而理不一定者何耶由其邪說也何不先破素問理不一定耶令分疏素問之言熱而反非毀劉之言熱曰由火及金由金及木由木及脾轉摺如此則指鹿為馬何患無辭而自謂火衰能生土則脾虛而肝邪侮之又左袒李氏之言寒而辨難朱氏之非李且為李分疏曰收氣者金氣也秋氣也陰盛始於秋寒肅始於上金旺者寒氣之有餘子令母實

寒在上焦則收氣愈甚此皆張氏之說如是若以五行生
剋論之則不啻指鹿為馬而反又謂烏為鷺亦所不難為
也故予不患劉之為趙高而却恐張之被他趙高欺實以
鹿為馬也又如辨酸由熱諸說則似矣但未見到眞因耳
蓋由不知胃之不速化熟即因癥疝妨之而非胃之虛也
果是胃之虛則飲食不待為酸腐而直下於腸注泄完穀
不化而出也此之謂眞胃之虛也今胃中雖有容受之力
暫時能包含而為癥疝所妨欲化不能速化鬱滯變成酸

蓋此所以為噫氣吐酸吞酸及嘔吐惡心胃反嘈雜諸證也設使果胃虛則雖內外灸藥千萬補救終不可治矣唯其不虛是以能得外灸溫養元氣日旺癥疝漸退胃元復舊而病瘥也故自吾門觀之如張也固在邪說窠中說熱說寒同浴笑人倮體全由不知一本之宗旨而不得認悟眞因也又如吐酸吞酸有三種說雖似稍認得而竟屬泛濫究竟吐酸即噫酸氣也非吐酸水矣吐酸水詳在嘔吐條吐諸味水中雖素問元稱吐酸而必當呼噫酸為至當

也。又有食後噫作生熟氣者。

三因方云

噫氣鼻聞焦臭。喉間有豆腥氣者。

見醫學綱目。

此亦噫酸之類證。皆由胃中不速化熟之所致。非稀異之事也。

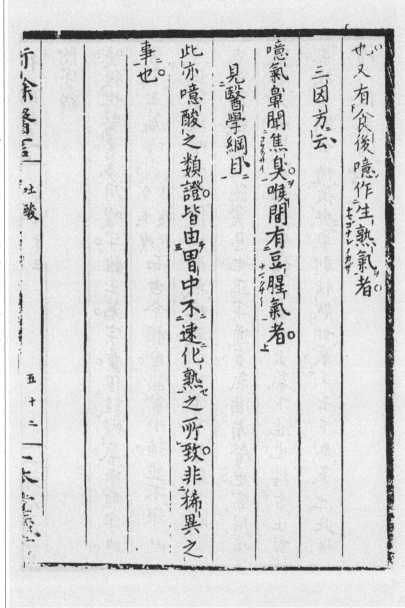

附字辨

噫。後世醫書多用噯字。雖玉篇字彙俱註噯氣。康熙字典、亦引玉篇噯氣。今本噯作暖非。而古今韻會韻會小補並不舉此字。正字通唯云與僾通。而無噫義。則噯字不可用。況噫古字正稱。說文飽食息也。正字通言氣滿有聲也。當用噫字為是。屁匹寐切。音譬。諸字書皆云氣下泄也。按古止言氣。故素問云得後與氣則快然如衰。又云下為氣泄。此後謂大便氣謂屁。

至眞要大論云食則嘔腹脹善噫得後與氣則快然如
衰欬論云小腸欬狀欬而失氣氣與欬俱失又見脉解
篇又玉機眞藏論云上見欬唾下為氣也
傷寒論謂之轉失氣又謂失氣又謂轉氣
傷寒論云若不大便六七日恐有燥屎欲知之法少與
小承氣湯湯入腹中轉失氣者此有燥屎乃可攻之若
不轉失氣者此但初頭鞕後必溏不可攻之又云不轉
失氣者慎不可攻也又云因與承氣湯一升腹中轉失

氣若更服一升若不轉失氣勿更與之又云欲似大便而反失氣仍不利者屬陽明也又云傷寒四五日腹中痛若轉氣下趣少腹者此欲自利也金匱方論云陰陽相得其氣乃行大氣一轉其氣乃散實則失氣虛則遺溺○俞弁續醫說云蓋轉失氣是下焦泄氣俗云去屁也考之篇韻屎矢通用竊恐傳寫之誤矢為失耳宜從轉矢氣為是且文理頗順若以失字則於義為難訓矣醫學全書此說反非也氣即是屁何更假矢字觀傷寒金匱

諸條可見也且觀云實則失氣虛則遺溺則失遺並字文理危順義又無難訓者若作矢字則反不順而難訓據此後世稱屎氣矢氣者雖非無理亦係剩複

又曰下氣

原病式云喜噫而或下氣也

或作竅音譬與屁同又本艸綱目李時珍云馬勃一名馬疕音屁非也疕即瘡瘍非屁義酸酢醋三字醫書混用無別按字書其說不一定予意酸謂酸味非酢酢謂酸漿會

故切。音措若作酬酢字則當在各切醋與酢同亦倉故切
若作酬醋字則亦當在各切徐鉉曰今人以酢為酬酢字
反以醋為酢時俗相承之變也正字通六書故曰經傳酢
與醋通用為醻酢之酢今世通以醋為醯宜从今此雖從
世通稱亦不可必從唯當以酢醋同韻同義並是酸漿亦
並是酬酢字為佳特酸止是味義非酸漿本是五味字與
甘苦辛鹹同意又猶鹹即味義而非鹽鹽是鹹鹺也故以
酸即味義而非酢酢是酸漿為是字書間以酸為酢者恐

是誤矣。

行餘醫言

卷之十五

一本堂藏書

# 一本堂行餘醫言卷之十四

香川修德太沖父　著

## 水脹

水脹者。水飲不歸于尿道。溢滿周身皮肉之間。遂為腫脹者。是也。猶流水不歸于川瀆。泛濫于他界。以為洪水一般。夫人之飲水食物之津汁。盡納于胃中。其精粹之氣液成血。成精。以榮養全身。其粗濁之水。與糟粕相與混同。漸次傳下腸中。其腸三十二曲之間。左回右周。濟泌分別。將糟粕送下肛門成屎將水滲出於腸之肌理細孔滲入於膀胱之肌理細孔下出成溺此為平人之常若元氣鬱滯則膀胱之肌理細孔為熱所塡塞猶糊塗密絹其細細孔塡塞涓滴不能滲漏也是以自腸滲出之水不得滲入膀胱而斯水不得復還原路左右前後無所歸著況且腸中滲出之後水又隨而逼來乎故向之水不能寄止其所暗暗溜下滲至足脛內廉水分之地界而止以為腫蓋從其類也此即是腫脹之根本也遂乃浮于面及足趺手背及眼

泛濫全軀竟成大脹或有其始目窠上微腫如新臥起之狀者（謂形如臥蠶者是也目之下為目窠）如素問所云是也

素問云諸有水氣者微腫先見於目下也（評熱病論）

若目下微腫則足脛內廉亦微腫凡其證不一有卒然而腫脹者有緩慢以漸腫脹者有諸病半愈後浮腫遂成大脹者有諸病中只浮腫者有足脛特腫者有面特腫者有四肢腫者有全身脹者有似鼓脹非鼓脹唯腹腫脹者總是危候不可輕視其候溺澀少則色黃赤溺至少則色紫

黑如豆汁如血若溺稍多則色淡溺愈多則色清或口乾舌燥或渴而引飲又有不渴者或口苦或口淡大便硬者佳稀溏及瀉者惡腫益加重則欬嗽吐痰至大脹則短氣喘鳴肩息或氣急似欲息絶陰囊腫如斗如瓠如水泡如霜瓜大而光如銅罐併陰莖亦腫或陰莖縮沒陰囊中至腫之極則謂之脹滿脹滿則囊破出水股間膕縫亦裂出水如是者皆不治以指按手足上窅而不起陷成凹眼久之復舊至胸腹背腰亦如是其以指按手足腹背如泥窅

而久不起者虛候也如靈樞云以手按其腹隨手而起者即是鼓脹而非水脹也況素靈所說水脹鼓脹相混不分明

靈樞云問曰水與膚脹鼓脹腸覃石瘕石水何以別之答曰水始起也目窠上微腫如新臥起之狀其頸脉動時欬陰股間寒足脛瘇腹乃大其水已成矣以手按其腹隨手而起如裹水之狀此其候也曰膚脹何以候之曰膚脹者寒氣客於皮膚之間鼜鼜然不堅腹大身盡

腫皮厚按其腹窅而不起腹色不變此其候也鼓脹何如曰腹脹身皆大大與膚脹等也色蒼黄腹筋起此其候也水脹篇張介賓註曰愚按此上兩條云以手按其腹隨手而起者屬水窅而不起者屬氣此固然也然按氣囊者亦隨手而起又水在肌肉之中按而散之猝不能聚如按糟囊者亦窅而不起故未可以起與不起為水氣之的辨但當察其皮厚色蒼或一身盡腫或自上而下者多屬氣若皮薄色澤或腫有分界或自下而上者

多屬水也又景岳全書云觀水脹論言寒氣之脹按其腹窅而不起水腫之病以手按其腹隨手而起如囊裹水之狀此其候也然以愚見及察之證驗則若與此論相反蓋凡是水證必按之窅而不起此其水在肉中如糟如泥按而散之猝不能聚未必如水囊之比凡隨按隨起者亦惟虛無之氣其速乃然故辨當若此也此說得之又陳治證治大還有水氣濕三種辨云以手按之隨手即起者水也頃時而起者氣也成窟不即起者濕

也非也○膚脹石水俱是水脹詳見于下腸覃石瘕別
在癥門
蠱鼓脹者腹唯膨脝空氣脹急也至其病日重則目下足
趺始為微腫周身以漸水腫遂及脹滿及其脹滿則與水
脹之脹滿者外形不異詳見鼓脹條水脹者始唯足脛內
廉或趺上或目窠浮腫腹亦微腫漸漸膨脝及全身脹滿
此脹滿即腫脹盈滿之狀而非病名以其水脹鼓脹至終
俱及脹滿也故以脹滿為鼓脹名者似昧字義也其

成水脹者雖危可免諸病後成腫脹者多致不起凡水脹以指按之皮堅急者猶可治皮輭如泥者不治凡臍凹有約者可治若臍中浮與腹皮平者不治但若多產婦人不此例凡足底腫者必死凡缺盆平者脊骨隱背面平者並是危候凡平人常日飲水一升則溺槩自一升五合至二升猶天地間雖數日不雨而山谷溪澗之水流出不減也是故膀胱已熱鬱水不歸尿道則飲水一升尿止一升是時水已馳他界以成腫脹之漸腫脹日增溺漸減少遂

至一合二合以成大脹而及其水脹之甚也病人多渴人怪其內水充滿可惡水而反致引飲貪水意其腸中滲出之水為泛濫之勢所吸引腸中却乾燥熱渴所以引水自救之也且脹勢之盛也不啻飲納之水增斯湧漲也是時內水暗湧以助成大水猶洪水乎夫洪水之盛也不啻自上降下之雨水增斯湧漲也是時地中之水在在自下沸勃湧出浩浩成斯襄山上陵之勢也此由天地固是一大活物也人身亦是小天地亦是活物故渴成若是洪勢也

是以雖膀胱肌理稍開溺以漸多出而五七日之間脹未甚減消以湧勢尚在也料其水之所出去者甚夥十倍於其所嘗憶殆至不能以升斗雖然溺日漸多則腫脹隨減愈多愈消終得復舊而病去但雖大脹而不絶穀氣則猶可望生此水未浸胃也若已及水浸胃則絶穀氣不欲食決不可治也脉沉而堅可治微數者不可治又浮大者惡又沉滑者俄然浮出亦惡古人命水病名目煩冗尤甚始于素靈如水

評曰頸者[illegible]動[illegible]目[illegible]氣邪可[illegible]



素問云足脛腫曰水又云目窠微腫如臥蠶起之狀曰水又云頸脉動喘疾欬曰水已上俱出平人氣象論又云三陰結謂之水陰陽別論又云下焦溢為水宣明五氣篇又云所謂上喘而為水者陰氣下而復上上則邪客於藏府間故為水也所謂胷痛少氣者水氣在藏府也水者陰氣也陰氣在中故胷痛少氣也脉解篇又云諸有水氣者微腫先見於目下曰何以言曰水者陰也目下亦陰也腹者至陰之所居故水在腹者必使目下腫也評熱病論又云熱

膚痛色變黃赤傳而為水（至真要大論）又云少氣脉萎化而
為水（同上）又云病水者以夜半死（三部九候論○又水熱穴論有論不足見也）
靈樞云水始起也目窠上微腫如新臥起之狀其頸脉
動時欬陰股間寒足脛瘇腹乃大其水已成矣以手按
其腹隨手起如裹水之狀此其候也（水脹篇○又見血絡論）
金匱方論云水之為病其脉沉小屬少陰浮者為風無
水虛脹者為氣水發其汗即已又云趺陽脉當伏今反
數本自有熱消穀小便數今反不利此欲作水又云問

曰病者苦水面目身體四肢皆腫小便不利脉之不言水反言胸中痛氣上衝咽狀如炙肉當微欬喘審如師言其脉何類師曰寸口脉沉而緊沉為水緊為寒沉緊相搏結在關元始時當微年盛不覺陽衰之後營衛相干陽損陰盛結寒微動腎氣上衝喉咽塞噎脇下急痛醫以為留飲而大下之氣擊不去其病不除後重吐之胃家虛煩咽燥欲飲水小便不利水穀不化面目手足浮腫又與葶藶圓下水當時如小差食飲過度腫復

按脉經洄に陰

前胸脇苦痛象若奔豘其水揚溢則浮欬喘逆當先攻擊衝氣令止乃治欬欬止其喘自差先治新病病當在後又云諸有水者腰以下腫當利小便腰以上腫當發汗乃愈又云寸口脉沈而遲沈則為水遲則為寒寒水相搏趺陽脉伏水穀不化脾氣衰則鶩溏胃氣衰則身腫少陽脉卑少陰脉細男子則小便不利婦人則經水不通經為血血不利則為水名曰血分又云問曰病下利後渴飲水小便不利腹滿因腫者何也答曰此法當

病水若小便自利及汗出者自當愈又云少陰脉緊而沈緊則為痛沈則為水小便即難脉得諸沈當責有水身體腫重又云病水腹大小便不利其脉沈絶者有水可下之又云寸口脉弦而緊弦則衛氣不行即惡寒水不沾流走於腸間又云沈伏相搏名曰水沈則絡脉虚伏則小便難虚難相搏水走皮膚即為水矣又云氣強則為水難以俛仰又云假令瘦人臍下有悸吐涎沫而癲眩此水也五苓散主之○傷寒論言水者三四條

是留飲故不舉〇脉經肘後方甲乙經病源候論千金方千金翼方外臺秘要及所引諸書以下皆同

水病〇

素問云諸水病者故不得臥臥則驚驚則欬甚也評熱病論又云故水病下為胕腫大腹上為喘呼不得臥者標本俱病水熱穴論

金匱方論云夫水病人目下有臥蠶面目鮮澤脉伏其人消渴又云水病脉出者死〇肘後方甲乙經千金方

外臺秘要及所引范汪方崔氏方古今錄驗等皆同

水氣

素問云諸有水氣者微腫先見於目下也曰何以言曰水者陰也目下亦陰也腹者至陰之所居故水在腹者必使目下腫也（評熱病論）又云所謂胸痛少氣者水氣在藏府也（脉解篇）又云故肺為喘呼腎為水腫肺為逆不得臥分為相輸俱受者水氣之所留也（水熱穴論）又云夫不得臥臥則喘者是水氣之客也（逆調論）

傷寒論云大病差後從腰已下有水氣者牡蠣澤瀉散主之又云少陰病二三日不已至四五日腹痛小便不利四肢沉重疼痛自下利者此為有水氣眞武湯主之金匱方論云寸口脉沉滑者中有水氣面目腫大有熱名曰風水視人之目裹上微擁如蠶新臥起狀其頸脉動時時欬按其手足上陷而不起者風水又云小便不利者有水氣其人苦渴栝樓瞿麥圓主之又云腹滿口舌乾燥此腸間有水氣己椒藶黄圓主之又云皮水為

病四肢腫水氣在皮膚中四肢聶聶動者防己伏苓湯主之○病源候論千金方千金翼方外臺秘要及所引范汪方救急方近効方崔氏方等皆同

水腫○

素問云肺為喘呼腎為水腫水熱穴論

靈樞云病水腫不能通關節者取以大鍼官鍼篇○病源候論千金方千金翼方外臺秘要及所引范汪方小品方集驗方必効方古今録驗傳効方等皆同

水脹。

靈樞有水脹篇。又云、邪氣內逆、則氣為之閉塞而不行、不行則為水脹。五癃津液別篇 又云、水溢則為水脹。同上 ○又見神農本草、巴豆條。

水閉。

又云、水閉黃疸。經脉篇

素問云、水閉胕腫。六元正紀大論 又云、濡瀉泄水閉。至真要大論

腫。

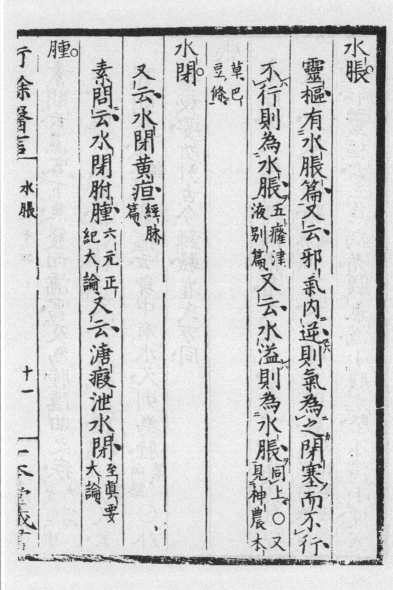

素問云濕客下焦發而濡寫及為腫隱曲之疾（至眞要大論）又云因於氣為腫（生氣通天論）又云熱勝則腫（陰陽應象大論）又云實則為腫（大奇論）靈樞云身中有水久則為腫（血絡篇）○外臺秘要所引古今録驗崔氏方同

脹○

素問云太陰所謂病脹者太陰子也十一月萬物氣皆藏於中故曰病脹（脉解篇）又云胃脉實則脹（脉要精微論又診要經終論云脹病）靈樞云三焦病者腹氣滿小腹尤堅不得小便窘

急溢則水留卽為脹。邪氣藏府病形篇

腫脹。

素問云腫脹。六元正紀大論

胕腫。

又云上下溢於皮膚故為胕腫。胕腫者聚水而生病也。水熱穴論

又云勇而勞甚則腎汗出腎汗出逢於風內不得入於藏府外不得越於皮膚客於玄府行於皮裏傳為胕腫。同上

又云故水病下為胕腫大腹上為喘呼。同

又云

身面胕腫（至眞要大論）、又云、諸病胕腫、皆屬於火（同上）、又云、體重胕腫（六元正紀大論）、又云、身䐜憤胕腫（同上）、又云、黄癉而為胕腫（同上）、又云、水閉胕腫（同上）、又云、面胕痝然（評熱病論、又氣交變大論、五常政大論）、○外臺祕要所引古今録驗同、

腹腫

又云、頭痛鼻鼽腹腫（脉解篇）、○千金方外臺祕要所引集驗方同、

腹脹

又云腹脹善噫至眞要大論 又云冷泄腹脹同上 靈樞云脾氣實則腹脹經不利本神篇 又云胃中寒則腹脹師傳篇 又百病始生篇

腫滿○

又云諸濕腫滿皆屬於脾至眞要大論 ○ 肘後方千金翼方外臺秘要及所引范汪方備急方集驗方同

脹滿○

靈樞云胃中寒則脹滿經脉篇 又云脹滿膨膨而喘欬同上

○千金方、外臺秘要所引深師方古今録驗同、

浮○

素問云寒勝則浮六元正紀大論、陰陽應象大論同、○又

浮腫○

又云面目浮腫六元正紀大論又云其病寒浮腫上同又云外為浮腫噦噫至眞要大論又云腹滿浮腫氣交變大論、○又見風論、欬論、○外臺秘要所引古今録驗亦同、○按神農本草亦同、甘遂、郁李核仁、葶藶實等條、

風水○

又云有病腎風者面胕痝然壅害於言可刺不曰虛不當刺不當刺而刺後五日其氣必至曰其至何如曰至必少氣時熱時熱從胸背上至頭汗出手熱口乾苦渴小便黃目下腫腹中鳴身重難以行月事不來煩而不能食不能正偃正偃則欬病名曰風水評熱病論又云勇而勞甚則腎汗出腎汗出逢於風內不得入於藏府外不得越於皮膚客於玄府行於皮裏傳為胕腫本之於腎名曰風水水熱穴論又云腎肝并沈為石水并浮為風水大奇

論

靈樞云視人之目窠上微癰如新臥起狀其頸脉動時欬按其手足上窅而不起者風水膚脹也論疾診尺篇又云風㽷膚脹為五十七痏四時氣篇○又五變篇有風腫汗出字金匱方論云風水其脉自浮外證骨節疼痛惡風又云風氣相擊身體洪腫汗出乃愈惡風則虛此為風水又云寸口脉沉滑者中有水氣面目腫大有熱名曰風水視人之目裹上微擁如蠶新臥起狀其頸脉動時時欬按其手足上陷而不起者風水又云太陽病脉浮而

法當骨節疼痛，反不疼，身體反重而酸，其人不渴，汗出即愈，此為風水。○又見神農本草柳華條、病源候論、千金方、千金翼方、外臺秘要及所引古今録驗、崔氏方等，皆同。

大腹水腫。

靈樞云：胃病則大腹水腫，膝臏腫痛。經脉篇 素問云：故水病下為胕腫大腹，上為喘呼不得臥者，標本俱病。水熱穴論 神農本草云：大腹水腫。澤蘭條 又云：大腹水腫，面目四肢

行餘醫言　卷之十四　一本堂藏書

浮腫郁李核仁條又云大腹水氣澤漆條又云大腹水脹巴豆條

又云大腹痂瘕腹滿面目浮腫甘遂條○肘後方云大腹

水病外臺秘要引之作疾実○又見素問遺編本病論○病源候

論千金方千金翼方俱同外臺秘要亦同而所引崔氏

方云大腹水病

膚脹○

靈樞云膚脹者寒氣客于皮膚之間鼛鼛然不堅腹大

身盡腫皮厚按其腹窅而不起腹色不變此其候也

邪源侯論註作壅

篇。又云：視人之目窠上微癰，如新臥起狀，其頸脈動，時欬，按其手足上，窅而不起者，風水膚脹也。（論疾診尺篇）又云：風痳膚脹，為五十七痏。（四時氣篇）○按：素問亦有膚脹字。（脈解篇）

石水○

又云：腎脉微大為石水，起臍已下至小腹，腄腄然上至胃脘，死不治。（邪氣藏府病形篇）又見水脹篇，有問而無答語。

素問云：腎肝并沈為石水。（大奇論）又云：陰陽結斜，多陰少

陽曰石水，少腹腫。陰陽別論

金匱方論云：石水，其脉自沉，外證腹滿不喘。○已上皆非石水正義。按病源候論云：水氣妄行，不依經絡，停聚結在膀胱，小腹腫大，鞕如石，故云石水。其候引脇下脹痛。此說的當。○千金方、外臺秘要及所引集驗方同。

涌水。

素問云：肺移寒於腎，為涌水。涌水者，按腹不堅，水氣客於大腸，疾行則鳴濯濯，如囊裹漿，水之病也。氣厥論徒㽱。

靈樞云徒㽱先取環谷下三寸以鈹鍼鍼之已刺而筩之而内之入而復之以盡其㽱必堅來緩則煩悗來急則安靜間日一刺之㽱盡乃止四時氣篇

皮水。

金匱方論云皮水其脉亦浮外證胕腫按之没指不惡風其腹如鼓不渴當發其汗又云皮水為病四肢腫水氣在皮膚中四肢聶聶動又云渴而不惡寒者此為皮

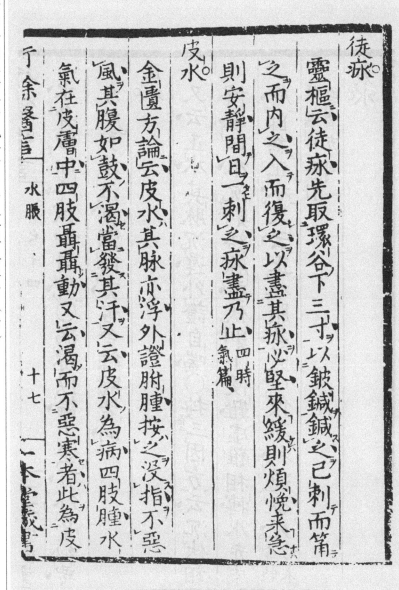

水身腫而冷狀如周痺○病源候論千金方外臺秘要及所引范汪方深師方古今録驗皆同

正水○

又云正水其脉沉遲外證自喘○按三因方云沉伏相搏名曰水沉則絡脉虛伏則小便難虛難相搏水走皮膚即為正水又云正水脹急大小便不利逆欲死李時珍本草綱目所引普濟方同

裏水○

按病源候論十水中有氣水

又云裏水者一身面目黄腫其脉沉小便不利故令病水假如小便自利此亡津液故令渴也

氣水

又云水之為病其脉沉小屬少陰浮者為風無水虚脹者為氣水發其汗卽已 按程林註氣下句絶此亦一說或曰此條疑有脱字

心水 肝水 肺水 脾水 腎水

同上

大水

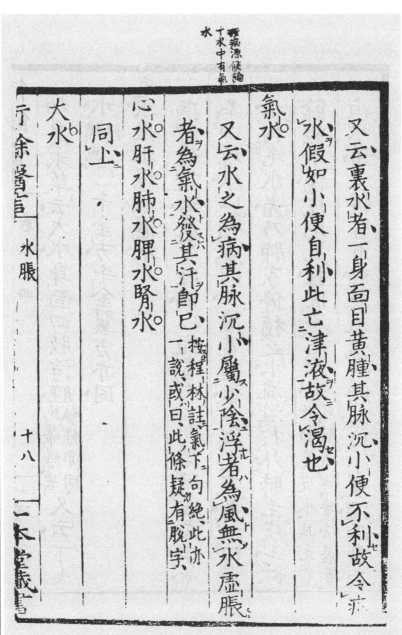

神農本草云大水身面四肢浮腫瓜蒂條苦瓠條亦同又云下大水鱧魚條○千金方千金翼方亦同

毛水　疽水　燥水　濕水

病源候論云皮膚腫滿以指畫肉上則隱隱成文字者名曰燥水以指畫肉上隨畫隨散不成文字者名曰濕水按毛水者乃肺家停積之水流溢於外肺主皮毛故餘經未傷皮毛先腫因名毛水也此即是皮水且毛豈可腫者乎妄亦甚矣

疽水者言脾胃有熱熱氣流於膀胱使小便澀而身面

盡黃腹滿如水狀因名疸水也此卽是黃疸似水病者亦不可混此證中
膽玄水小腸水大腸水膀胱石水胃水久水
俱出千金方

五水
見名醫別錄云下五水甘遂條又云水腫五水在五藏皮膚芫花條又云去五臟五水大腹羊桃條○病源候論亦有名無目疑是卽金匱方論所謂五藏水

十水

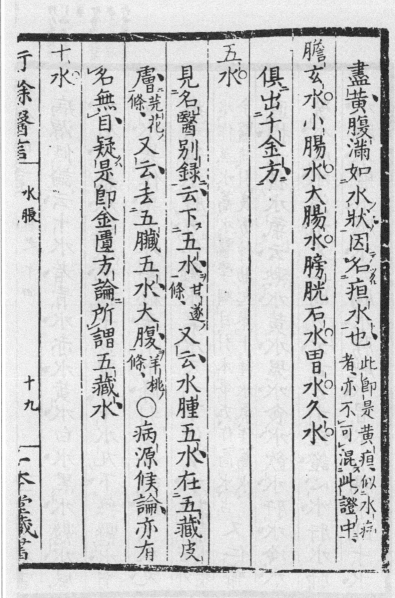

按外臺秘要引病源暴作裹。聖濟總録作要十六作玄懸作皇暴作筆



病源候論云十水者青水赤水黃水白水黑水懸水風水石水暴水氣水也按千金翼方十水丸下無懸水有玄水暴作果又外臺秘要十水條引古今録驗十水丸療十種水腫方作懸水裹水又一方作玄水本事方外集青水暴水作蒸水藁水醫學綱目引本事方作高水古今醫統引良方神助丸舉十種水氣作藁高水又仁齋直指十種水氣云熱水黃水鬼水食水飲水肝水冷水勞水心水清水又三因方云古方十種證心水肝水肺水脾水腎水膽水大腸水膀胱水胃水小腸水此十水

謂之正水。

十二水。

神農本草云十二水腹滿急痛大戟條、又云下十二水芫花條、又云下十二水腫海藻條、又名醫別録云十二種水腫昆布條。○李時珍本草綱目、甘遂條、引甄權云十二種水疾、○今按皆無目。

十八水。

出病源候論云夫水之病皆生於府藏方家所出立名不同亦有二十四水或十八水或十二水或五水不的

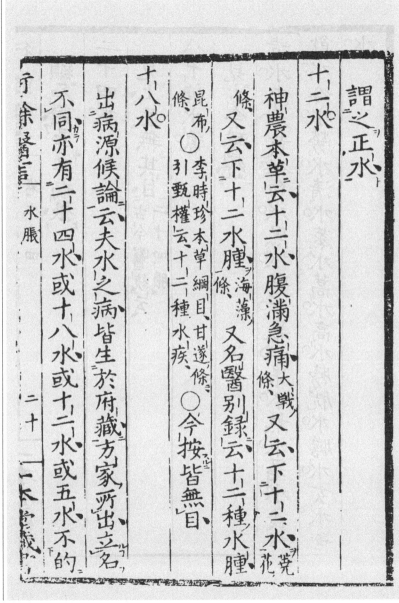

顯名證尋其病根

二十四水

見上並無其目古今醫統云二十四脹

八十種水氣

見古今醫統

青水。赤水。黃水。白水。黑水。懸水。暴水。果水。熱水。鬼水。食水。飲水。冷水。勞水。清水。蒸水。蒿水。高水。膀胱水。膽水。玄水。垂水。

以上皆見上。○按千金方別有玄水

陽水。出方廣丹溪心法附餘。又見本草綱目。續隨子條所引摘玄方。

陰水。同上。又見本草綱目。附子條所引普濟方。

順水逆水。見古今醫統。

暴腫。

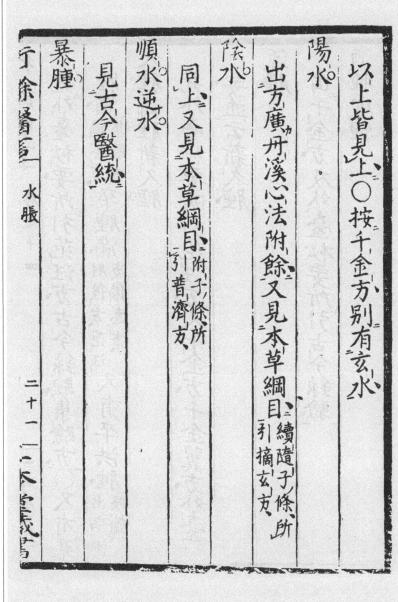

見外臺秘要所引范汪方、古今録驗、集驗方。○又有某

腫滿、備急方、集驗方、卒腫滿、肘後方、范汪方、備急方、又有卒洪腫、出病源候論、

久腫、新腫、新久腫。○

見外臺秘要所引范汪方、又千金方、千金翼方、外臺秘

要並云新久腫、

流腫。○

出千金方及外臺秘要所引古今録驗、

酒腫、虛腫。○

見仁齋直指。又見本草綱目候莎條所引經驗方。

熱腫。

出醫方大成。

濕腫。

出玉機微義。

氣腫。血腫。

見皇甫中明醫指掌。○氣腫又出玉機微義。○仁齋直指云氣脹者誤矣。氣脹即鼓脹。○丹臺玉案云血腫與

水腫不同先因月信不通而後腫名曰血腫乃瘀血化水閉塞胞門流走四肢悉皆腫滿比水腫更難治此說大非

通身腫○

出病源候論千金方千金翼方及外臺秘要所引古今録驗亦同○證治要訣稱遍身腫

肢腫○

證治要訣云四肢腫謂之肢腫按四肢腫三字本出靈樞顛狂篇

犯土腫。不伏水土腫。

出病源候論

外腰水腫。內中水腫。胞中水腫。腹中水腫。肺喘水腫。足心

水腫。四肢水腫。兩脇水腫。小腸水腫。

俱見醫學綱目

血分。氣分。

俱出金匱方論

水分。

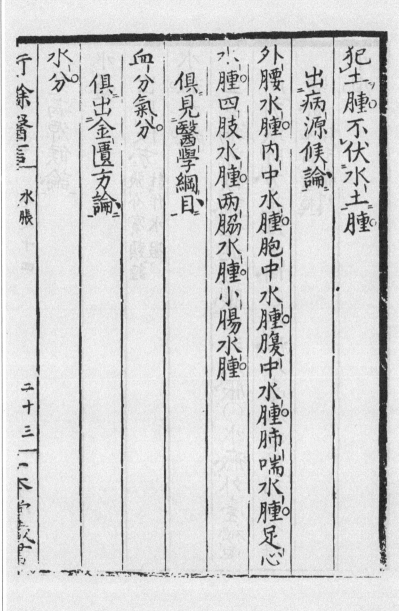

見病源候論

水蠱。出肘後方張介賓類經註作水臌

水癥。水瘕。並見病源候論但近鼓脹全非水脹○水癥外臺秘要所引深師方范汪方同○水瘕外臺秘要所引古今錄驗同元出靈樞詳于癥門

水疸。

見外臺秘要所引集驗方

水癖○

本草綱目黃雌雞肉條所引孟詵云

水瘔○

同上澤蔦條所引李杲云

水癊○

同上蔥條所引聖濟總錄又海藻條所引蘇頌云

水膨○

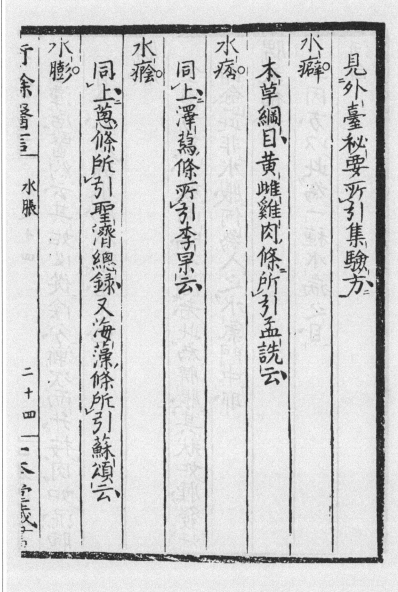

雪潭居醫約云其始必從陰分漸次而升按肉如泥腫有分界所謂水膨水脹者是也

脾脹。

金匱方論云欬而喘不渴者此為脾脹其狀如腫發汗即愈此非水脹何為入之水氣門中耶

脾氣橫泄。

三因方以此為一種水病之目

河白。

陳治證治大還云凡大人小兒通身浮腫喘急小便不利自下而上者名陰水自上而下者名陽水俗名河白用河白草濃煎湯洗浴此草三尖底平葉底及梗皆有芒刺陽水用無刺者陰水用有刺者一二浴後而小便即利浮腫自消○此二條最濫名之太甚者也

及皺脚脆脚胎水子氣子腫疳水等

俱見下條

愈多愈惑反害于治章唯知要領為實得之又有患生瘡

用乾瘡藥因致遍身腫脹者戴思恭已言及爲
證治要訣有説
又有瘡未愈浴溫泉及浴假溫泉或藥湯而瘡早愈
因致腫脹者此證多死雖間不死亦危候也
愈瘡溫泉如但州城崎瘡湯相州箱根塔澤湯其他諸
州愈瘡溫泉皆是也假溫泉如攝州多田湯是也藥湯
如五木八草湯類是也
又有妊腫謂婦人妊娠中腫脹也若止足趺及脚浮腫之

至産後自消若至遍身大脹危候也後醫謂之胎水或謂子腫並謬名也

三因方云婦人宿有風寒冷濕妊娠喜脚腫俗呼為皺脚亦有通身腫滿心腹急脹名曰胎水○又證治準繩云妊娠兩脚浮腫名曰脆脚又引産乳集論妊娠自三月成胎之後兩足自脚面漸腫腿膝以来行歩艱辛以至喘悶飲食不美似水氣状至於脚指間有黄水出者謂之子氣直至分娩方消古方論中少有言者按名醫

録宋少主元徽中與徐文伯微行學鍼法文伯見一妊婦足腫不能行少主脉之此女形也文伯診之曰此男胎也在左則胎黑色少主怒欲破之文伯惻然曰臣請鍼之胎遂墮男形而色黑此妊娠足腫之説見於古者今巢氏病源中但有子煩之論千金并産寶方亦略言之劉禹錫續傳廣信方以為妊婦有水氣而成胎太平聖惠亦言之皆非也元豐中淮南陳景初名醫也獨有方論治此病方名初謂之香附散李伯時易名曰天仙

藤散也今詳少主文伯事頗涉疑恠不可全信況王
謂巢氏孫氏不論此證者皆濫之甚也按病源候論已
言及爲且考外臺秘要所引集驗方有手脚水腫語則
謂古方不言者大不讀書之誤也又崔氏方妊腫條後
有千金救急古今録驗集驗同證益足以見古人言妊
腫也
又有産後腫脹有妊中腫脹至産後益甚者或有妊中無
恙及産後由外邪内壅微腫遂至大脹者倶是危候又婦

人小産或墮胎或産後調攝乖理或崩漏帶下或月血暴大下後保養不謹遂為淹滯雖無寒熱痛苦諸證而只是面常有浮氣手脚胕腫色黄白如土不見血色或朝腫暮消增減無時雖不成大脹而只是常久不消竟成滯患難瀉根治俗稱血滿腫間有至大脹者

又有小兒腫脹大緊不異大人只方劑有大小之異耳疳疾後成腫脹者尤多後世稱疳水

本草綱目甘遂條所引總微論云小兒疳水又按諸治

準繩有五腫七脹等目全篇煩冗茫無歸的由識見不確也

又有別立陰腫一門者此亦不是

見古今醫統

又有一患水脹者愈後其腫根不盡去多竄腿陰不覺有無後會有外邪感冒內癥發動以成輕重諸患則動輒脚脛腹肚微腫必來此雖不成大脹亦不可不畏也蓋以腫根不去也又有腫根在臍下少腹者俱有小輭塊可探驗

矣。若夫朱震亨辨盧祖常論水脹、俱是空論、同浴笑人倮體者。而王肯堂為判、亦是分疏含糊不決。栢齋何瑭發水火論、誹朱震亨之迂、元是儒者之論、而造詣未深、故不知一本之道。猶拘醫說、可惜哉。王肯堂存之、固無定見、何足以知之乎。

證治準繩云、丹溪云、因脾虛不能制水、水漬妄行、當以參朮補脾氣、得實則自能健運、自能升降、運動其樞機、則水自行、非五苓之行水也。又云、內經曰、諸氣膹鬱、皆屬於肺、諸濕腫滿、皆屬於脾、諸腹脹大、皆屬於熱、是三者相因而為病。蓋濕者土之氣、土者火之子、故濕每生於熱、熱氣亦能自濕者、母氣感子濕之變也。濕熱氣盛怫氣不行、而膹鬱矣、故水腫病者、脾失運化之職、清濁混淆、因鬱而為水、脾土既病、肺為之子、而肺亦虛、營衛不布、氣停水積、凝聚濁液、滲透經絡、流谿谷、窒礙津液、久久灌入隧道、血亦化水矣、凡治腫皆宜以治濕為主、所挾不同、故治法亦異、更宜清心經之火、補養脾土、火退則肺氣下降、而水道通、脾土旺則運化行、清濁分、其清者、復回而為氣、為血、為津液、其敗濁之甚者、在上為汗、在下為溺、以漸而分消矣、盧砥鏡治水腫、類例以肺金盛而生水、水溢妄行、氣息閉、樞機壅而為腫、必欲導腎、以決去之、豈理也哉、夫肺者腎之母、其氣清肅、若果由肺盛生水、則將奉行降令、通調水道、下輸膀胱、水精四布、五經並行、而何病腫之有、

又云、或問丹溪所論、水病之源、在於脾土、盧氏論水宗於水熱論陰盛水溢、其源在腎、所起不同、故治必異、今如丹溪之論、則内經非歟、曰、不然、試用水熱篇三章之義繹之、則晰然矣、首章問少陰何以主腎、腎何以主水、

曰、腎者至陰也、至陰者盛水也、肺者太陰也、少陰者冬
脉也、故其本在腎、其末在肺、皆積水也、此以少陰經脉
在上、主腎行冬令、至陰盛水、氣化之常者而言也、非是
為病之因也、當時若遇邪傷、則二藏之氣、停而皆積水
矣、今盧氏不求其為因所感之邪、而致氣停水積、乃輒
以至陰盛水、謂是藏氣有餘而生病者、誤矣、不然何乃
次章、復問腎何以能聚水而生病、曰、腎者胃之關也、關
門不利、故聚水而從其類也、上下溢於皮膚、故為胕腫、
胕腫者、聚水而生病也、此承上章積水之病、故注文以
腎主下焦、膀胱為府、主其分注、關竅二陰、故腎氣化則
二陰通、二陰閉則胃填滿、故云腎者胃之關也、關閉則
水積、然而氣停水溢之義、尚有可言者焉、當是下焦之
氣也、何則靈樞本輸篇曰、少陽者屬腎、上連肺、故將兩
藏、三焦者決瀆之府也、水道出焉、屬膀胱、是孤府也、宣
明五氣篇、下焦溢為水、注文以分注之所、氣窒不瀉、則
溢而為水也、又曰、三焦病者、腹氣滿、小腹尤堅、不得小

便宭急溢則水留貯為脹以此觀之其下焦少陽之
氣當相火之化六氣中惟相火有其經無其府藏遊行
於五者之間故曰少陽為遊部其經脉之在上者布膻
中散絡心包在下者出於委陽上絡膀胱豈非上佐天
道之施化下佐地道之生發與手厥陰為表裏以行諸
經之使者乎是故腎經受邪則下焦之火氣鬱矣火氣
鬱則水精不得四布而水聚矣火鬱之久必發發則與
衝脉之屬火者同逆而上蓋衝脉者十二經之海其上
者出於項頞滲諸陽灌諸精其下者並少陽下足滲三
陰灌諸絡由是水從火溢上積於肺而為喘呼不得臥
散聚於陰絡而為胕腫隨五藏之虛者入而聚之為五
藏之脹夫如是之病皆相火泛濫其水而生病者也非
相火則水不溢而止為積水之病如内經所謂陰陽結
斜多陰少陽曰石水少腹腫三陰結寒為水腎肝并沈
為石水之類是也又嘗推其腎氣不化之由多是四氣
相係害之蓋胃是腎之勝藏或濕熱盛而傷之或胃氣

不足下陷而害之或心火太過下束而侮之或燥金歛濇之或風木搖撼之與夫勞役色慾七情外感皆足以致腎氣之不足也夫胃之關不惟因腎氣不化而後閉其胃之病者而關亦自閉矣其水不待腎水而生所飲之水亦自聚矣蓋胃主中焦為水穀之海胃氣和則升降出納之氣行水穀各從其道而輸泄也胃氣不和則出納之關皆不利故水穀之津液皆積聚而變水也即靈樞經脉篇曰胃所生病大腹水腫膝臏腫痛津液篇曰五穀之津液因陰陽不和則氣道不通四海閉塞三焦不瀉津液不化水穀并于腸胃之中留於下焦不得滲膀胱則下焦脹水溢則為水脹王叔和脉經曰脾常懷抱其子子肺金也子畏火傷下避水中木畏金柔下為荆棘脾復畏木居一隅水遂上溢而為脹也即此諸論觀之所謂關門不利云云者蓋以二藏相因而然耳

第三章問諸水皆生於腎乎曰腎者牝藏也地氣上者屬於腎而生水液也故曰至陰勇而勞甚則腎汗出

汗出逢於風、內不得入於藏府、外不得越於皮膚、客
玄府、行於皮裏、傳為胕腫、本之於腎、名曰風水。觀是篇
所謂地氣上者、指人形體、皆稟地之陰以生者而言也。
腎居五藏之下、是至陰、主水、以生津液、是故津液在百
體、猶水在地中、行五氣所化之五液、悉屬於腎、令因勞
火迫於腎、氣之液發出、為汗、因逢風而玄府閉、其汗與
風相搏、遂結於皮膚、於是五氣所化新舊之液、則皆類
聚而成水矣。用是比例推之、則腎氣之勞不止房事一
端而已。如夜行勞甚、渡水跌仆、持重遠行、極怒驚恐之
類、豈無越出腎液於表、亦得以逢於風者乎。此聖人之
言簡而意博、舉一而可十者也。又按評熱篇曰、有病腎
風者、面胕痝然壅、害於言、虛不當刺、不當刺而刺、後五
日其氣必至、至必少氣時熱、時熱從胸背上至頭、汗出
手熱、口乾苦渴、小便黃、目下腫、腹中鳴、身重難以行、月
事不来、煩而不能食、不能正偃、正偃則欬、病名曰風水。
此腎虛不可妄治、治之則陰愈虛而陽必湊之、轉及五

藏有是熱病狀也用此比類前後所敘諸水溢之病未有不因腎虛濕之設不顧虛輒攻其水是重虛其陰也虛則諸邪可入而轉生病矣內經又謂肝腎脉并浮為風水此尤見是陰虛之甚者也何則夫腎肝二藏同居下焦腎為陰主靜其脉沉肝為陽主動其脉浮而陰道易乏陽道易饒為二藏俱有相火故也若相火所動不得其正動於腎者猶龍火之於海故水附而龍起動於肝者猶雷火之出於地疾風暴發故水如波湧今水從風是以肝腎并浮也王注以為風薄於下似若水風之邪也人莫知肝木內發之風也　駁曰朱震亨子母之論固迂腐矣而反非盧相常說此俗諺所謂猴笑他猴之肛赤者可附一噱矣王肯堂評之亦皆雷同分跡同浴笑人倮體乃是醫人之陋說也　又云何柏齋學士云

造化之機水火而已宜平不宜偏宜交不宜分水為濕為寒火為燥為熱火性炎上水性潤下故火宜在下水宜在上則易交也交則為既濟不交則為未濟不交之極則分離而死矣消渴證不交而火偏盛也水氣證不交而水偏盛也制其偏而使之交則治之之法也小火不能化大水故必先瀉其水後補其火開鬼門瀉在表在上之水也潔淨府瀉在裏在下之水也水勢既減然後用暖藥以補元氣使水火交則用藥之次第也又云盧氏以水腫隷肝腎胃而不及脾丹溪非之似矣然實則皆非也蓋造化生物天地水火而已矣主之者天也成之者地也故曰乾知太始坤作成物至於天地交合變化之用則水火二氣也天運水火之氣於地之中則物生矣然水火不可偏盛太旱物不生火偏盛也太澇物亦不生水偏盛也水火和平則物生矣此自然之理也人之藏府以脾胃為主蓋飲食皆入於胃而運以脾猶地之土也然脾胃能化物與否實由於水火二氣非

脾胃所能也火盛則脾胃燥水盛則脾胃濕皆不能化物乃生諸病水腫之證蓋水盛而火不能化也火衰則不能化水故水之入於脾胃者皆滲入血脉骨肉血亦化水肉發腫脹皆自然之理也導去其水使水氣必減復補其火使二氣平和則病去矣丹溪謂脾失運化由肝木侮脾乃欲清心經之火使肺金得令以制肝木則脾土全運化之職水自順道乃不為腫其詞迂而不切故書此辨之○按何公雖於醫學未精其論水火則醫書所未發是可存也故附著於此

何瑭此論固非醫家者流之所能及而頗可聞矣而自吾門觀之則未也猶拘醫說區區爭辨為可惜耳王之存此亦其胸中混雜不純一之所致存彼存此是非邪正不分明何能精擇讀者須知所從

違爲而可也

況不知滲與涌之理妄謂血亦化爲水之說甚矣哉懸空臆度尤可笑乎

朱震亨以下至張介賓徒皆云如此

只宜觀證之輕重勢之緩急以施救急之先務

又有人無他異夏月必發足脛内廉之胕腫者雖非重患亦不可輕視須慎調理

又有稱膜外氣者直是水脹耳何足別爲異論乎

程林聖濟總録纂要云論云諸家方書論水病甚詳未嘗有言膜外氣者唐天寶間有徒都子者始著膜外氣方書本未完具自成一家今并編之然究其義本于肺受寒邪傳之腎腎氣虛弱脾土又衰不能制水使水濕氣散溢于皮膚之間氣攻于腹膜之外其病令人虛脹四肢腫滿按之沒指是也徒都子論病本〇膜外氣者或謂之水病起于他疾不可常定或因患癰或因積勞或因腎臟中風或因肺臟傷冷或因膈上氣或因衝熱遠行或因酒肉中所得始于肺終于腎或因款嗽或多淨唾或因蓄聚冷氣壅塞不散遂使肺臟邪氣攻心冷氣化為氷泝溢膀胱在大腸

膜外所以切脉不能知針灸不能及蓋人腎爲命本不可虛也本固枝葉茂本虛卽枯槁況四時衰旺皆乘腎臟之氣腎損則五臟皆衰是致胃閉而脾不磨氣結而小便澁輕重之候在大小便耳若小便不通則氣壅攻擊腹內衝出膜外化而爲水使人手足頭面浮腫若二便微澁則微腫極澁則極腫二便俱不通三日卽徧身洪腫則陰亦腫夫陰腫有三有腫而小便自出者有腫而小便澁者又有莖囊連小腹臍皆腫者此並爲死候宜速治之若患此腫病亦不常定或先手足面目浮腫或先腰肋微腫或先手足小腫其候或消或甚三五日稍愈又發亦以小便通澁爲効積漸變成洪腫女人得之與此畧同凡患此疾令人腹脹煩悶胸間氣急此出肺脹甚至喘如牛吼坐臥行立不得或中夜逆氣攻心胸重者一二年方死有二三月死者若將息失度恣食毒物十日半月卽甚也愚醫多以針灸出水爲功又以鯉魚赤小豆爲藥又令病人飲黃牛尿服商陸根反有

所損少有差者大抵此病尤忌針灸華佗云患水瘀勿遇良醫第一不可針灸言氣在膜外已化為水水出即引出腹中氣水盡則死有此病疾者宜向陽行坐避陰雨則愈覺壅滯房中常須存火服藥後夜臥覺胸間熱甚宜含紅雪與好茶之類慎勿飲酒及冷藥茶冷水若渴宜喫五靈湯錄在卷後尤忌鹽生冷醋滑

此元由不知所以致腫脹與所腫脹之部位地界新立膜外氣稱呼以為奇貨耳殊不知凡水之所滯溜而成腫脹者即是皮裏膜外而決非皮裏膜外之外更有水可滯留之地位也故大凡腫脹悉皆謂膜外亦可也乃其因皮裏膜外之氣怠慢虛疲不能健運故使水不運行而滯為腫

脹耳豈又有餘所水可滯之地位乎弗思甚矣但彼謂胆外為膜外者大非也水何獨在腸外為腫脹乎且面部手足固不可謂之腸外固執不通孰大焉又謂鯉魚赤小豆商陸為庶術此亦未透眞竅歟耶竟由不覺知鯉魚之捷功的中之正著故耳

附字辨

腫與脹不甚相遠古人以水脹水腫互稱無異論然散則

相通對則有異腫者釋名云鍾也氣鍾聚也説文云癰也由是觀之大小瘇腫通用為腫脹者張急膨脝之意故水病惟脹字最為能當今據靈樞神農本草直舉水脹為正名。

靈樞水脹篇神農本草商陸巴豆條及名醫別録大豆條等俱稱水脹

又作瘇貫誼策云天下之勢方病大瘇一脛之大幾如腰一指之大幾如股蓋與腫古相通用也靈樞已云足脛瘇

字彙云瘇足腫正字通云内腫並似未精按爾雅釋訓云腫足為尰此亦叡相同故通用說文有𤸇云脛气足腫而無瘇疑字相近傳寫或有一誤耶又㾁字彙云同脹正字通又作𤸷而云俗㾁字本作脹又康熙字典云瘇玉篇或作尰集韻或作𩪕觀之益知童重或有誤寫胕諸字書皆為肺胕義正字通云同腑省六書故胕作服訓腫非此說大非也古素靈既多用胕腫特康熙字典云五音集韻附無切音扶腫也山海經竹山有草焉其名曰黄藋浴之已疥又

可以已胕註治胕腫也今考靈素所謂不但足腫凡自面部至足皆可以稱胕腫也或近浮腫意者亦不少故胕謂小小腫非大腫熟讀素靈可以見也

附治驗

狩野巷丸家五某妻年將三十產後調攝乖理成大腫脹其父福井某為醫頗有名于時凡自通利分消藥至于補劑施用不遺餘力轉治轉甚腫日益食日減元氣幾傾遂

及蓡附駿補絶不見効乃請診於予予診寸口腫滿脉不應手似有似無不可為斷人迎趺陽亦同大脹仰臥不可轉側欲小便則頭足臂背膕左右十人一齊舁之不可歸低離席一尺施夜壺於下僅通點滴一日夜溺不及一合福井醫曰術已盡矣唯守死耳補攻寒熱唯命是從懇請益堅予視眼中猶有精采乃曰至是之時只有鯉魚汁法而已矣若用蓡附諸藥則死矣此時人間未見聞鯉汁之切疑信相半予曰不用則已其他無策可出病家人決意

請用乃此藥專用鯉魚汁一日夜其翌恬然無異再依前法制之一日夜其翌小便始通二升衆人欣然有喜色令人報言如是如是仍用前方其翌小水通至四升八合次日四升次日三升五合次日三升又次三升以後二升内外凡溺合三斗餘皆驚且懼曰溺通甚速恐元氣亦隨脱去否乎予曰他物通溺或亦有之唯鯉則不然也溺亦通元氣亦益不可疑也遂用鯉魚三十日四十餘頭終不用藥而安自是世人始知鯉汁之神効

二條石垣街湊家三某患大脹家素割烹者流和羹為都
下第一故滿城貴介紈袴富足飲食之人皆莫不嗜易牙
之味是以時興醫流亦皆多知而赴會凡易十五醫脹滿
極矣最後延予診視唯坐而不能臥亦不可俯以故臀肉
破而潰爛痛楚號哭呼吸短息間有讝語予曰此非讝語
卽喘囈也蓋以欲交睫則痛而驚覺不能寐只管睡如夢
中故語言如是耳方今非藥功可到除鯉魚汁外無他術
終決意用鯉魚七十餘頭而安病人大喜使工畫大鯉裱

而掛之壁日夜禮拜謝恩
僧森巖住妙心寺中聖澤院飲食不慎成大水脹易數醫
不能治招予診曰此非尋常藥物所可治只有鯉魚汁法
而已矣其侶曰僧人有一死耳何得犯肉而生也予乃辭
去其夜徒弟耕首座竊來語曰妙心闔院素分四派聖澤
居其一倘師兄死則派脈漸衰後或向斷絶今徒止用人
謾無他策而待死實是為兒孫者之不忠不孝也若使他
人知之決不成事弟須獨犯罪擔當此事他日發覺弟應

受責耳乃竊作鯉汁用之水日利食日進不服藥而安
釜座里中御門東北角丸家次郎後號岸海壽曾到備後
州福山幹事患癰客中不堪其苦遂用截藥淹滯成水脹
便舁病還京膨脝益甚衆醫皆辭乃請診仍用前法而安
○後患痢痢後復成水脹亦用鯉魚汁而愈○後患疝疼
痛拘攣少食脫肉轉成水脹年向六十元氣頗衰其人朴
而愨深信予不采他固守前法漸安前後三回腫脹俱賴
鯉功壽及八十而卒

朱雀街花車里木瓜家武某患水脹亦用前法而平復
正傳里嶋家彥某房事過度漸成勞傷遂患大水脹勢及
危篤醫皆畏元氣之脫徒守漫术不為通利之事乃招診
予曰今水已有襄山上陵之勢又且日夜頻到如此則元
氣將無所持苟不為蹄決之策而徒局補住悠悠度日畢
竟同于無算倘得用通利去水而元氣不脫則幸之又幸
也而欲審索保去水而元氣不脫者則舍鯉魚奚以哉生
死事大幸不幸在天須自謀慮病人決意服之終向安

二條洞路西洞院東藥舖小西伊某患癇凡半年餘其意
以為其心似沈似陷如將亦意驚悸恐懼遑遑不安醫皆
為心虛用歸脾湯不能治藤田醫以自亦患此證自畏又
怖病人專用人葠駿補箪葠湯以五錢為一貼晝夜三貼
又用歸脾大補諸劑人葠加一錢二貼約一日夜至十七
錢餘四两凡三月餘食漸減面脛浮腫術窮需救予曰此即
癇證固非死證但由藥為祟以成若斯重病耳乃袪藥湯
以白湯服平平小丸藥十四五粒用鯉魚汁數日腫漸退

食漸進而後施灸灼乎復滿城稱奇艷功益顯世醫皆效此法。